CONTRIBUTION A L'ÉTUDE

DES ÉRYTHÈMES INFECTIEUX

EN PARTICULIER DANS LA DIPHTÉRIE

Par le Docteur Jean MUSSY

ANCIEN INTERNE DES HÔPITAUX DE PARIS
ET DE L'HOSPICE DES ENFANTS-ASSISTÉS

PARIS

G. STEINHEIL, ÉDITEUR

2, rue Casimir-Delavigne, 2

1892

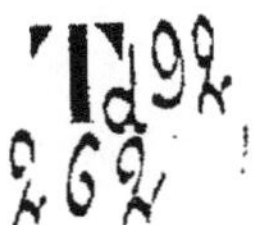

CONTRIBUTION A L'ÉTUDE

DES ÉRYTHÈMES INFECTIEUX

EN PARTICULIER DANS LA DIPHTÉRIE

Par le Docteur Jean MUSSY

ANCIEN INTERNE DES HÔPITAUX DE PARIS
ET DE L'HOSPICE DES ENFANTS-ASSISTÉS

PARIS

G. STEINHEIL, ÉDITEUR

2, rue Casimir-Delavigne, 2

1892

A MES CHERS PARENTS

TÉMOIGNAGE DE PROFONDE RECONNAISSANCE

Que Monsieur le professeur Guyon, notre premier et très honoré maître, que les docteurs Bucquoy, Duguet, Faisans, Yalag..ier, Ricard et Brocq, dont nous avons été l'élève ; que les docteurs Després, Vidal, Terrillon et Moizard, dont nous avons été l'interne, veuillent bien recevoir ici l'expression de notre très vive gratitude pour la grande bienveillance qu'ils n'ont cessé de nous prodiguer et l'honneur qu'ils nous ont fait en nous acceptant dans leurs services.

Que Monsieur le docteur Hutinel, chez qui nous avons terminé notre internat, reçoive tous nos remercîments les plus sincères pour son enseignement si plein d'érudition, d'affabilité et si suggestif.

Nous sommes heureux d'adresser à Monsieur le professeur Cornil, dont nous avons été l'externe, l'assurance de notre reconnaissance pour la nouvelle marque d'intérêt qu'il nous donne et le grand honneur qu'il nous fait en voulant bien accepter la présidence de notre thèse.

Pendant l'année que nous avons passée à l'hospice des Enfants-Assistés, dans le service de M. le Dr Hutinel, dont nous avions l'honneur d'être interne, il nous a été donné de voir un certain nombre d'érythèmes infectieux au cours de la diphtérie ; il nous a paru intéressant d'en préciser les signes, l'évolution clinique, le pronostic et d'en chercher les rapports avec la bactériologie de la fausse membrane.

Ce chapitre des érythèmes infectieux, qui appartient à la fois à la pathologie interne et à la pathologie cutanée, est encore aujourd'hui à peine ébauché et son importance est certainement considérable. La présence dans l'économie des microbes cause dans tous les organes une série de perturbations auxquelles le tégument ne saurait échapper ; la peau en réagissant, en éliminant les produits toxiques se plaint à sa manière, suivant l'expression de Ricord. La plupart des dermopathies dans les états infectieux ne peuvent plus être considérées aujourd'hui comme une affection surajoutée, comme une coïncidence, mais bien comme une détermination cutanée de l'infection.

Dans l'étude que nous avons entreprise nous ne nous sommes pas proposé comme but d'étudier toutes les toxidermies, cette tâche serait beaucoup trop difficile à remplir.

Nous avons voulu exposer d'abord les caractères cliniques et microbiologiques des manifestations cutanées dans la diphtérie, montrer ensuite les similitudes évidentes qu'elles présentent au point de vue dermatologique avec celles des autres états infectieux, enfin que toutes ces éruptions pouvant être rattachées à des agents pathogènes divers sont loin de présenter la même valeur pronostique, la même « équivalence toxique ».

Érythèmes infectieux dans la diphtérie

HISTORIQUE

Dans les ouvrages anciens, aussi bien que dans ceux très nombreux qui parurent depuis 1560 jusqu'au célèbre travail de Home, il n'est fait aucunement mention d'éruptions pouvant survenir dans le cours de la diphtérie.

Borsieri en 1785 semble les avoir signalés le premier dans son chapitre *De angina gangrenosa*. Voici ce qu'il en dit : « Nec rarum est in hujusmodi morbo præsertim cum epidemice diffunditur, circa collum, pectus et brachia, erumpere ruborem quemdam erysipelatodem, sæpe cum papulis morbillosis conjunctum, an exanthemata miliaria papulasve rubras in summam cutem alicubi prodire. »

Depuis cette époque jusqu'en 1858, les travaux les plus remarquables, ceux de Bard, de Bretonneau, de Trousseau, restent muets sur cette question.

En 1858, le professeur G. Sée, dans une communication importante à la Société médicale des hôpitaux, combat victorieusement l'opinion de ceux qui considéraient les éruptions comme des rougeoles ou des scarlatines évoluant pendant la diphtérie, et conclut que ce sont là les manifestations d'un état infectieux.

Rilliet et Barthez, Bouchut, Sanné, consacrent dans leurs livres classiques un chapitre très bref où ils indiquent l'existence de ces érythèmes, mais sans en donner aucune description.

Dans la littérature étrangère, Œrtel en 76, dans le Ziemsen Handbuch; Jungnickel dans sa dissertation inaugurale sur les métastases dans la diphtérie; **Birsch Hirschfeld** dans son traité d'Anatomie pathologique, décrivent en quelques lignes les efflorescences dans la diphtérie, leurs localisations les plus fréquentes, et les considèrent comme dépendantes de la congestion vasculaire due à un réflexe vaso-moteur.

Unna en 1877, **Fraenkel** en 1883 et **Robinson** la même année, font paraître des mémoires intéressants où les formes et la marche de ces éruptions sont minutieusement décrites.

DESCRIPTION CLINIQUE

Il nous semble ressortir des descriptions faites par les auteurs ainsi que de l'examen de nos observations que les érythèmes infectieux survenant au cours de la diphthérie peuvent se ranger sous les chefs suivants :

L'érythème polymorphe avec ses variétés, tel qu'il est décrit en France ;

L'érythème rubéolique ;

L'érythème scarlatinoïde : non desquamatif;

L'érythème scarlatiniforme : desquamatif;

L'érythème purpurique,

dont nous avons vu quelques exemples, étudié spécialement en Allemagne par Fraenkel.

Ils présentent un certain nombre de caractères généraux que nous allons indiquer.

Fréquence. — Sanné, sur 1500 cas de diphtérie, a noté l'érythème 50 fois. M. Cadet de Gassicourt 37 fois sur 982. Par contre, le professeur G. Sée indique 12 fois sur 54.

Aux Enfants-Assistés nous l'avons relevé 12 fois sur 95 cas.

Ces différences tiennent, croyons-nous, à ce que ces érythèmes sont souvent très éphémères et arrivent quelquefois tout à fait au début de l'affection, alors que les malades ne sont pas encore soumis à l'observation hospitalière.

Parmi les différents érythèmes, l'érythème polymorphe est de beaucoup le plus fréquent. Puis viennent, par ordre, l'érythème scarlatinoïde non desquamatif, l'érythème rubéolique, l'érythème purpurique et enfin l'érythème scarlatiniforme desquamatif.

Age. — Ils se montrent chez les enfants atteints d'angines à fausse membrane, sans distinction d'âge. Suivant les auteurs qui se sont occupés de cette question, les adultes y paraissent moins prédisposés. Fraenkel, dans une statistique portant sur un grand nombre de cas, assure n'en avoir jamais rencontré chez eux.

Nous disons, au point de vue de l'âge comme au point de vue de la fréquence, qu'ils passent souvent inaperçus pour plusieurs raisons; d'abord parce qu'ils apparaissent tout à fait au début de l'affection ou bien parce que quelques-uns évoluent très rapidement, enfin parce que certains d'entre eux, comme l'érythème purpurique, demandent à être recherchés avec soin à cause de la discrétion et de la pâleur de l'éruption.

Date d'apparition. — Ils apparaissent soit dans les premiers jours, du premier au septième, soit dans les derniers jours, et indiquent dans ce cas, comme nous le verrons plus tard, une infection profonde de l'organisme et assombrissent singulièrement le pronostic.

Durée. — Leur durée est éphémère, il est rare qu'ils persistent au delà de trois à quatre jours.

Lieux d'élection. — Ils débutent, dans tous les cas que nous avons examinés:

Aux poignets, aux coudes, aux genoux, aux malléoles, à la partie supérieure des fesses, au niveau des cicatrices, rarement au cou, en envahissant une ou plusieurs de ces régions.

Rapport avec la localisation diphtéritique. — Fraenkel prétend que ces érythèmes coïncident avec l'apparition de la diphtérie dans les fosses nasales, qui est une preuve, comme l'avait fait déjà remarquer Bretonneau, d'une infection grave. Nous n'avons pas vérifié cette assertion ; il nous a paru au contraire que la diphtérie nasale accompagnée de jetage était souvent consécutive à l'éruption.

La figure est ordinairement respectée.

Les lieux d'élection sont aussi les lieux où la con-

fluence se fait le plus vite et où l'érythème disparaît en
dernier.

ÉVOLUTION

α) **Erythème polymorphe**. — Cet érythème commence au niveau d'un ou de plusieurs des lieux d'élection que nous avons indiqués :

Par de petites taches de la grosseur d'une tête d'épingle, ou de larges plaques d'une couleur rose ou rouge
vif, disparaissant par la pression, laissant sous le doigt
ou l'ongle une marque blanche caractéristique. Ces
taches naissent simultanément ou successivement à
quelques heures d'intervalles. Elles conservent toutes
les mêmes caractères de coloration, ont des limites diffuses et ne font aucune saillie au-dessus de la surface du
tégument.

Elles sont de grandeur très variable, et peuvent, par
accroissement, atteindre les dimensions d'une pièce de
cinq francs.

(C'est l'érythème lisse en plaques.)

D'autrefois et dans ce cas l'accroissement est plus
rapide, les taches ont des bords nets, circinés, et l'extension se fait par la périphérie, de la façon suivante : le
centre prend une teinte pâle, quelquefois cyanotique,
tandis que les bords sont rouge vif. Là où l'extension
est arrêtée le centre reprend l'intensité de coloration
qu'il présentait tout d'abord et les bords pâlissent.

Il se fait ainsi plusieurs poussées successives. Les
plaques augmentent de dimensions, arrivent à la confluence et en un jour, quelquefois moins, on voit se

former de vastes placards occupant tout un segment de membre, séparés entre eux par des intervalles de peau saine.

(C'est l'érythème circiné, marginé, gyraté.)

Les éléments sont souvent saillants et donnent une sensation d'épaississement de la peau.

(C'est l'érythème papulo-tuberculeux.)

Souvent ces variétés se retrouvent toutes sur le même malade, envahissent quelquefois le tronc — rarement la face. — La grandeur des éléments éruptifs, la rapidité de l'extension, sont très variables. L'éruption peut se produire en quelques heures ou en quelques jours. La durée, toujours très courte, peut aussi osciller entre 1 jour à 4 jours. — Dans quelques cas plus rares enfin, les poussées d'érythème au lieu d'être envahissantes se font sur place ; il se produit un anneau rouge qui s'accroît périphériquement, disparaît en quelques minutes, puis un autre se reproduit à sa place pour disparaître à son tour.

Lorsque les placards érythémateux ont disparu, ils laissent après eux une sorte de cicatrice rougeâtre qui s'éteint très vite. Mais aux lieux d'élection on voit souvent persister, plusieurs jours après la disparition de l'érythème, ces cicatrices rougeâtres ou un piqueté brunâtre qui en est le dernier vestige.

On ne note point de desquamation même légère et, malgré la présence fréquente d'éruptions urticariennes qui viennent se greffer sur les premières et compliquer encore le polymorphisme de l'érythème, il est rare d'observer des démangeaisons.

— 13 —

Robinson semble décrire deux variétés d'érythèmes :
un au début de la dipthérie, bénin, qui serait toujours un
érythème lisse; l'autre seulement polymorphe à la fin
qui coïnciderait avec les formes graves et en particulier
avec les localisations nasales de l'affection ; nous n'avons
pas observé de cas qui pût justifier ces assertions.

β) **Érythème rubéolique.** — Cette variété, qui persiste d'ailleurs rarement à l'état d'érythème rubéolique
et qui est remplacée rapidement par l'érythème polymorphe, est constituée par de petites taches arrondies ou à
bords déchiquetés, formant des croissants ou des demi-
cercles, séparées par des intervalles de peau saine, dont
l'intensité de coloration est très variable, de la grandeur
d'une lentille, s'effaçant sous la pression du doigt et qu'il
est très difficile, au point de vue cutané, de différencier
de la rougeole sans le secours des signes généraux et de
la marche des éléments éruptifs.

γ) **Érythème scarlatinoïde.** — Nous avons eu l'oc-
casion de rapporter cinq cas où cette variété a été
constatée, mais ce que nous devons faire remarquer c'est
que nous ne l'avons jamais vue s'établir d'emblée ou évoluer seule; dans quatre cas elle faisait suite à un érythème
polymorphe qui avait duré plusieurs jours et elle parais-
sait, au point de vue de la marche des éléments éruptifs,
l'aboutissant de la confluence des grands placards érythémateux; dans un cas elle était localisée aux mains et
aux pieds et coïncidait avec une éruption rubéoliforme
au niveau des triangles de Scarpa.

Une fois constitué, cet érythème envahit rapidement les membres supérieurs et inférieurs, le thorax ensuite, respectant presque toujours la face. A ce moment la rapidité même de son extension, la couleur rouge écarlate qu'il présente, accompagnée de l'état chagriné de la peau, la disparition instantanée par la pression du doigt le font ressembler, à s'y méprendre, à une véritable éruption de scarlatine et dont il est néanmoins facile, comme nous le verrons plus tard, de le différencier, pourvu qu'on ait assisté à l'évolution de l'éruption.

δ) Érythèmes scarlatiniformes desquamatifs. — L'observation 3 est un cas type de cette variété d'érythème. Le Dr E. Besnier, dans son remarquable travail : « Pathogénie des érythèmes, Annales de dermatologie, 90 », en donne la description suivante : « Par le terme d'érythème scarlatiniforme desquamatif, nous entendons désigner des dermatoses du type érythémateux qui sont pyrétiques pendant une partie ou pendant la totalité de leur cours quand celui-ci est de courte durée, le plus ordinairement subaiguës, quelquefois prolongées pendant plusieurs semaines et même pendant quelques mois. Dans leurs formes aiguës et pendant les premières phases de leurs variétés subaiguës et prolongées, ils se rapprochent des pyrexies exanthémateuses par la réaction générale qui les accompagne, de la scarlatine par les caractères objectifs de l'éruption. Mais leurs conditions étiologiques non spécifiques, leur durée variable et prolongée, la simultanéité et la coexistence prolongée de l'éruption et de la desquamation, leur non-contagiosité, leur caractère récidivant les ramènent à côté des érythèmes proprement dits. Dans ces formes, les altérations tégumentaires dépassent pour un temps le type conventionnel de l'érythème pour se confondre avec les dermatites érythodermiques les plus nettes. » Le cas que nous avons observé reproduit cette description.

Après avoir commencé par prendre les caractères d'un érythème polymorphe et les avoir gardés pendant trois jours, il se constitue par une véritable confluence des plaques, un érythème scarlatiniforme ayant une coloration écarlate et qui après avoir débuté aux lieux d'élection que nous avons déjà indiqués, recouvre le corps tout entier en s'arrêtant brusquement au cou. Au point de vue objectif, c'est une éruption de scarlatine.

Deux jours après commence une desquamation pityriasique au tronc, en grands lambeaux au niveau des mains et des pieds, plus grands mêmes que ceux que l'on voit d'habitude dans la scarlatine.

A peine la desquamation est-elle en pleine marche qu'apparaît en pleines parties desquamantes une nouvelle poussée d'érythème scarlatiniforme qui disparait rapidement.

Enfin quelques jours avant la mort survient une nouvelle poussée d'érythème généralisé absolument analogue à la première.

L'érythème a persisté d'ailleurs, fait curieux à noter, quelques heures après la mort.

Nous devons dire qu'à chaque poussée érythémateuse, il se produisait une aggravation très notable dans l'état général du malade en même temps qu'une élévation dans la courbe thermique.

c) Érythème purpurique. — Dans les deux observations où cette forme est signalée, elle est une fois la seule manifestation cutanée de l'infection, une autre fois associée à l'érythème polymorphe. Fraenkel, qui en a fait une description, considère cette éruption, à l'inverse des autres auteurs, comme une des plus fréquentes pouvant survenir au cours de la diphtérie. Elle se ferait, d'après lui, soit au début, soit à la fin de la maladie.

Ces taches hémorrhagiques reposent sur un fond rosé, naissent ordinairement aux mêmes lieux d'élection que les autres, c'est-à-dire aux plis articulaires. Leur couleur est rouge foncé, d'autrefois presque cyanotique. Leur grandeur varie entre celle d'une lentille à celle d'une tête d'épingle très fine, de sorte que dans beaucoup de cas, comme le dit Fraenkel, cet érythème peut passer inaperçu. Ces taches sont sur le plan général du tégument ou bien proéminent et donnent au doigt la sensation d'un léger épaississement de la peau. Elles sont rarement groupées, mais isolées les unes des autres, et persistent avec leur coloration plusieurs heures après la mort.

Cette sorte d'érythème qu'on ne peut, étant donné sa localisation, son extension quelquefois à la partie supérieure ou antérieure du corps, et jamais aux parties déclives attribuer au décubitus, ne s'accompagne pas d'extravasat hémorrhagique dans le péricarde ni dans les plèvres; on n'a jamais constaté dans l'estomac ou dans l'intestin d'altérations quelconques.

Le cœur pendant la vie n'a présenté aucune altération et à l'autopsie il n'a jamais été trouvé aucune concrétion au niveau des valvules, qui aient pu faire penser à une série d'embolies capillaires.

L'existence de cette variété d'érythème parait donc parfaitement légitimée.

Il faut d'ailleurs différencier cet érythème des infarctus hémorrhagiques décrits par le Dr Bouchut, en 1873, dans la *Gazette des hôpitaux*, infarctus que l'on rencontre aussi dans la diphtérie comme dans le choléra ou la septicémie, qui intéressaient toute la profondeur de la peau, s'étendaient entre les interstices musculaires, arrivaient quelquefois à la suppuration accompagnés souvent d'infarctus pulmonaires, hépatiques, rénaux, toujours d'endocardite végétante vérifiée à l'autopsie, reconnaissant comme cause, d'après cet auteur, ou bien des embolies capillaires, ou bien des thromboses locales ou bien une sorte de désintégration des parois vasculaires due à l'élément infectieux.

η) **Erythème papulo-pustuleux**. — Unna a décrit une forme spéciale dont il n'a observé qu'un cas. Il s'agit d'une diphtérie hypertoxique qui a évolué en quelques jours et entraîné la mort de l'enfant avec hyperthermie considérable.

A l'autopsie on trouva des fausses membranes dans le larynx et les bronches, des ecchymoses pleurales et des altérations profondes dans le foie et surtout dans le cœur, où il semblait y avoir une désintégration complète des fibres cardiaques.

L'exanthème était limité d'abord aux pieds et aux mains, mais prédominant aux mains. Il était constitué par des efflorescences érythémateuses disposées irrégulièrement sur la face dorsale des mains. Au milieu de ces taches on voyait quelques pustules à base rouge indurées. Plus tard l'exanthème s'étendit aux avant-bras et aux bras, présentant les mêmes caractères, éruption rouge irrégulière comme disposition, parsemée de pustules toujours discrètes.

Fraenkel révoque en doute cette forme et pense que dans ce cas il s'est agi d'une maladie infectieuse spéciale avec angine à fausses membranes et détermination cutanée particulière.

Nous n'avons jamais observé cette forme, mais nous croyons qu'elle pourrait rentrer dans le cadre de l'érythème polymorphe bulleux, dans ces formes que de Molènes a décrites dans sa thèse, avec des papules ou des bulles disséminées sur placards érythémateux et s'accompagnant d'un état général plus ou moins grave.

Urines

Chez tous les petits malades que nous avons examinés, nous avons observé soigneusement les urines, et les résultats obtenus sont assez divergents pour que nous puissions penser que l'élimination d'albumine quelquefois en assez grande abondance, que l'on constatait dans certains cas d'érythème infectieux, n'avait qu'un rapport éloigné avec celui-ci et devait être rattachée à la marche générale de l'affection causale.

Dans 8 cas nous n'avons jamais trouvé trace d'albumine à aucune époque de la maladie.

Dans 4 cas nous en avons constaté des quantités variables entre 0.50 centig. et 4 gr., mais cette manifestation de l'infection avait précédé l'éruption, lui avait survécu et n'avait pas présenté d'augment pendant le cours de l'éruption.

Dans 1 seul cas d'érythème scarlatiniforme desquamatif, la présence de l'albumine dans l'urine a été révélée à la première poussée d'érythème, elle a varié de 1 à 3 gr. pendant sa durée, a disparu pour paraitre à la seconde poussée.

Température

En ce qui concerne la température, les résultats que nous allons indiquer ne concordent pas avec ce qui a été généralement admis. Les auteurs indiquent que les érythèmes élèvent peu ou pas la température. Il est utile sur ce point spécial de faire une distinction entre les érythèmes survenant au début et ceux survenant au cours de la diphtérie. Dans la première variété il est difficile de se prononcer, l'élévation de la courbe thermique tenant en grande partie à l'envahissement de l'organisme par le virus diphtéritique, mais dans la seconde variété il a été constaté une augmentation de température de 1 degré, quelquefois plus, suivie d'une chute progressive dès que l'érythème avait acquis son maximum de développement, augmentation qui nous a semblé être le témoignage d'un redoublement, pour ainsi dire, de l'infection et dont l'aggravation dans l'état général était une preuve.

Du côté des viscères nous n'avons trouvé aucune complication pouvant être rattachée à l'apparition de l'exanthème. Le cœur, en particulier, a été examiné chez tous nos malades. Nous n'avons point trouvé, pendant l'existence, de souffle témoin d'endocardite aiguë infectieuse, d'irrégularité dans les battements de cœur qui indiquât une altération dans la charpente musculaire. Les résultats des nécropsies ont donné des résultats identiques et jamais l'endocarde, au niveau des valvules, n'a présenté de végétations ou de lésions dont les manifestations cliniques auraient pu passer inaperçues durant la vie des malades.

État général

Si l'état général est peu gravement atteint dans les érythèmes qui apparaissent au début de la diphtérie, il n'en est pas de même dans ceux, beaucoup plus fréquents, qui surviennent dans le cours ou à la fin de la maladie. A chaque poussée d'érythème nous avons vu, marchant avec une élévation de la température, une aggravation dans l'état des forces des malades. Ceux-ci sont plus prostrés; le faciès, ordinairement respecté par l'éruption, présente au plus haut point cet aspect terreux qu'on trouve dans les diphtéries toxiques, la respiration est plus pénible, il existe une véritable orthopnée sans qu'il y ait souvent des signes de broncho-pneumonie; les ganglions cervicaux sont plus volumineux. Il nous a paru en même temps se faire toujours une nouvelle poussée de fausses membranes dans les endroits où elles commençaient à disparaître sous l'influence du traitement, et qui envahissaient consécutivement soit les fosses nasales, produisant un jetage abondant, soit les lèvres, surtout au niveau des commissures.

Nous avons observé chez quelques malades, des paralysies du voile du palais ou des membres, mais qui n'avaient aucun rapport avec la date d'apparition, de disparition de l'érythème, et qui n'ont jamais subi pendant son évolution ni diminution ni augmentation.

Nous ne croyons pas que toutes les variétés d'éruptions que nous avons observées chez les malades atteints « d'angines à fausse membrane » soient des formes à part; et la description séparée que nous en avons donnée a été faite dans le but de mettre en relief les stades divers de la manifestation cutanée. Robinson, en décrivant spécialement la forme scarlatinoïde, Frænkel la forme purpurique, ont simplement donné une importance plus grande à des faits qu'ils avaient plus souvent observés. Nous pensons que ces érythèmes qu'ils soient lisses, circinés, purpuriques, morbiliformes ou scarlatinoïdes, sont les anneaux d'une même chaîne, les membres successifs d'une même série dont la tache érythémateuse lisse serait le premier terme et l'érythème scarlatiniforme le dernier. On aurait affaire à une dermatose dont les éléments constitutifs seraient variés, changeants, dont un ou plusieurs éléments pourraient manquer ou plutôt disparaîtraient sans que souvent on ait pu constater celui ou ceux qui l'ont précédé, grâce à la rapidité de transformation et d'extension de l'exanthème. Ce qui confirme cette opinion, c'est que dans la plupart des observations, même dans celle où nous relatons un cas typique d'érythème scarlatiniforme desquamatif, poussées successives, nous avons vu évoluer la tache érythémateuse lisse. Née à un ou plusieurs des points d'élection, nous l'avons vue se transformer en érythème scarlatinoïde occupant, au moment du summum d'extension de l'exanthème, les membres supérieurs et inférieurs et une partie du tronc, après avoir passé en un jour, quelquefois en quelques heures, par les différentes variétés de l'érythème polymorphe, à tel point que le soir il était souvent impossible de reconnaître les éléments éruptifs constatés le matin et que l'érythème, vu à ce moment, étant véritablement scarlatinoïde, l'éruption ne pouvait donner aucune idée des phases variées par lesquelles elle avait passé pour arriver au dernier terme de son évolution. D'ailleurs il nous a été donné de voir, chez deux de nos malades, coexister sur des parties différentes du corps, un érythème scarlatinoïde, un érythème polymorphe ou morbiliforme ; les deux derniers disparaissent rapidement pour faire place à une teinte scarlatineuse généralisée. L'éruption peut néanmoins ne pas évoluer jusqu'au bout et rester cantonnée à une des formes intermédiaires que nous avons décrites. Un autre caractère commun à ces érythèmes, c'est qu'ils procèdent par bonds successifs, à marche totalement indépendante ; et il n'est pas rare, pour peu que le malade ne succombe pas rapidement aux progrès de l'infection, de voir se succéder en quelques jours, sans qu'il y ait à cet égard de règles fixes, deux ou même trois poussées.

Érythème infectieux dans la fièvre typhoïde

La première observation remonte à Forget qui décrit en 1843 un érythème scarlatiniforme généralisé
survenu au sixième jour d'une fièvre typhoïde. Murchison, dans son traité, consacre aussi quelques lignes à
ces érythèmes. En 1878, M. Raymond et M. Nélaton en publient trois observations.

De 1880 à 1883 paraissent les thèses de MM. Ké-
romnes, Reynaud, Lemaigre. Ils décrivent l'érythème
scarlatiniforme et l'érythème rubéolique, qu'ils différen-
cient nettement des taches rosées.

Enfin, en 1890, paraissent deux travaux, la thèse de
Lovy, qui décrit l'exanthème rubéoliforme, en fait ressortir le caractère bénin, le considère comme une forme
spéciale qui se montre du 15e au 20e jour après les
taches rosées, et un mémoire important de notre maître le docteur Hutinel et du docteur Martin de
Gimard, chef de clinique à l'hôpital des Enfants-
Malades.

D'après ces auteurs, il existerait dans la fièvre typhoïde deux sortes d'érythèmes, un bénin qui n'aurait
aucune influence sur la marche générale et qui avait
fait l'objet de descriptions détaillées dans les travaux

plus anciens ; l'autre très grave, s'accompagnant de symptômes généraux et entraînant un pronostic fatal.

Le premier revêt les allures de l'érythème polymorphe; au niveau des mains, des poignets, des coudes, des genoux, des fesses, apparaissent des placards érythémateux à contour net faisant ou non saillie au-dessus de la peau, s'effaçant sous la pression du doigt et séparés par des intervalles de peau saine. Cette éruption ressemble d'autres fois à un exanthème morbilleux ou scarlatiniforme, ou bien l'on voit autour d'un point rouge légèrement saillant et papuleux, un cercle pâle ou rose clair, entouré d'une circonférence rouge vif. En quelques endroits la papule peut être remplacée par une vésico-pustule.

L'exanthème s'accroît par la périphérie et peut envahir le thorax, l'abdomen, le dos, la figure étant ordinairement respectée, sauf dans les cas qui présentaient une certaine gravité.

Enfin à l'exanthème succèdent souvent des ecchymoses purpuriques, répandues d'une façon assez discrète sur les membres inférieurs, particulièrement au-devant des tibias.

L'éruption dure de 4 à 5 jours, occasionne un très léger prurit et est suivie d'une desquamation moins furfuracée que celle de la rougeole, mais qui n'est pas en larges plaques comme celle de la scarlatine. Il apparaît d'ordinaire à la fin ou dans la convalescence de la fièvre typhoïde.

Le second, qui ne se distingue au point de vue dermatologique du précédent que par la présence d'un grand nombre de vésico-pustules entourées de deux zones concentriques, la plus centrale rose, l'autre rouge vif, est accompagné de signes généraux. Au lieu d'être apyrétique, lorsqu'il apparaît, survient une légère élévation de la courbe thermique, puis une descente de plusieurs degrés, graduelle, oscillante quelques jours, puis une élévation brusque à 40° et plus.

Le faciès se grippe comme dans les cas de péritonites graves, les vomissements, que rien ne faisait prévoir à cette époque de la maladie, apparaissent et prennent de suite un caractère alarmant. La diarrhée augmente et prend l'aspect vert-de-gris comparable à celui des diarrhées infectieuses. La respiration est pénible, les battements du cœur sont sourds et mal frappés, le pouls est accéléré. La prostration et l'adynamie sont profondes. Les urines sont chargées d'albumine.

Dans les cas graves il existait toujours des ulcérations aphtheuses dans la bouche, sur la langue ou au niveau du voile du palais ou des piliers.

Les docteurs Hutinel et Martin de Gimard concluent qu'il existe donc deux érythèmes se comportant de la même façon au point de vue cutané, dont l'un serait bénin et dans le cadre duquel rentrerait l'exanthème décrit dans la thèse de Lovy, l'autre s'accompagnant de symptômes généraux très graves entraînant souvent la mort, et pouvant être considéré comme la manifestation cutanée d'une infection secondaire dont la porte d'entrée serait probablement au niveau des ulcérations buccales, et dont la preuve serait donnée par la constatation, à la nécropsie, d'un sang noir poisseux et l'infiltration de gouttelettes graisseuses dans les cellules du foie, tuméfaction des cellules épithéliales des tubes rénaux, toutes lésions banales des états infectieux graves.

Érythème infectieux dans le choléra

Signalé la première fois par Duplay en 1832, dans son mémoire sur la roséole consécutive au choléra, il fut étudié complètement dans les thèses de MM. Duflocq, Tassal, et le mémoire de MM. Queyrat et Broca, 1887, dans la *Revue de médecine*, parus après la dernière épidémie cholérique.

M. Duflocq décrit dix variétés d'éruptions, mais si on retranche celles qui ne peuvent rentrer dans le groupe des érythèmes infectieux, mais qu'on doit faire rentrer dans les manifestations diathésiques individuelles ou dans les phénomènes critiques propres à la période de réaction du choléra, tels que : l'eczéma, l'herpès, l'ecthyma, on assiste encore à la description « seriée » que nous avons indiquée dans la diphtérie, que nous avons vu se reproduire dans la fièvre typhoïde.

C'est l'érythème polymorphe surtout dans sa variété papulo-tuberculeuse, que le professeur Hardy appelle érythème mamelonné; procédant par petites taches isolées, l'érythème morbilleux, ou par de vastes placards séparés d'abord par de la peau saine s'effaçant à la pression, puis devenant confluents, constituant l'érythème scarlatiniforme. Cet érythème se développe au niveau des articulations, surtout aux membres supérieurs, affectant une certaine symétrie, envahissant rarement la face et suivi d'une très légère desquamation. L'éruption gagne quelquefois la muqueuse bucco-pharyngée et est accompagnée « d'une angine légère, d'autrefois avec plaques diphtéroïdes. Le pronostic, ordinairement bénin, est aggravé beaucoup par l'apparition de l'angine, et peut alors devenir fatal ».

DIARRHÉE CHOLÉRIFORME

Nous relatons une observation de diarrhée cholériforme chez une enfant âgée de 3 ans, dans le cours de laquelle a apparu, deux jours après le début des accidents intestinaux, un érythème polymorphe, puis scarlatinoïde avec absence de prurit, qui a disparu en deux jours sans être suivie de desquamation et sans laisser la moindre trace. En même temps on constatait une légère angine avec exsudat blanchâtre dans lequel, comme nous le verrons plus tard, il ne fut trouvé que du streptococce.

L'examen du sang avait été négatif au point de vue bactériologique.

La disparition de l'érythème fut signalée par une recrudescence de la diarrhée qui avait diminué pendant l'évolution de l'érythème, et par une émission abondante d'urines.

La malade guérit parfaitement.

ÉRYTHÈME SEPTICÉMIQUE

Depuis le jour où Gubler attira sur ces éruptions, le premier, l'attention en 1858, les travaux sur la question se sont multipliés. Civiale, dans le tome III de ses *Organes génito-urinaires;* Maunder, Bracdbeut, Lee, Spencer Wells, dans le *Medical Times and Gazette,* 1863; Bristowe, dans *la Lancet,* en 1872, décrivirent des érythèmes à formes variables pouvant survenir au cours de la septicémie ou de la pyohémie. Le professeur Duplay fit paraître, en 1874, un mémoire sur ces faits, dans les *Archives de médecine;* puis parurent deux travaux d'ensemble, les thèses de Picaud et Tremblez, en 1875 et 1876.

Enfin, M. le professeur Verneuil, dans le tome IV des *Mémoires de chirurgie,* analyse les faits déjà connus et range définitivement ces manifestations cutanées parmi les érythèmes, et les considère comme dus à l'intoxication du sang.

De la lecture des principaux ouvrages modernes sur la question, il ressort qu'il existe deux sortes d'érythèmes, la première variété, dite traumatique, arrivant au moment de la fièvre traumatique est due pour les uns à un simple réflexe vaso-paralytique, pour les autres, en particulier pour le professeur Verneuil, à un rappel de diathèse occasionné par le trauma ; la deuxième variété ou septicémique proprement dite, d'un pronostic très grave, considérée comme entraînant presque fatalement la mort.

Qu'elle soit traumatique ou septicémique, bénigne ou maligne, l'éruption revêt toujours les formes diverses de l'érythème polymorphe, aboutissant souvent à un érythème scarlatinoïde étendu, et doit être attribuée à l'infection due aux microbes de la suppuration, infection dont la fièvre traumatique secondaire n'est que le premier stade et qui peut s'étendre ou provoquer tous les accidents septicémiques ultérieurs.

Cette éruption, quelquefois précoce, arrive presque toujours au cours de l'infection; dans ce cas elle affecte le type malin coïncidant avec une aggravation dans l'état général — des troubles respiratoires — l'élévation de la température, la petitesse et la rapidité du pouls, etc.

D'après la thèse de Tremblez les maladies septicémiques qui s'accompagnent le plus souvent d'érythèmes sont la pyohémie, l'intoxication urineuse, l'anthrax et la furonculose, etc.

ÉRYTHÈMES PUERPÉRAUX

L'histoire des éruptions cutanées chez les femmes en couche remonte à la plus haute antiquité. Mais il faut arriver jusqu'à Welsch et Hamilton pour en avoir une description. Ils étudient quelques-unes des variétés et les rangent sous ce titre compréhensif de « miliaire puerpérale ».

Depuis cette époque les ouvrages se sont multipliés sur cet érythème et les opinions les plus diverses et les plus contradictoires ont vu successivement le jour sur cette question. En somme, elles peuvent être rattachées, à part quelques variantes, sous trois corps de doctrines spéciaux.

Une première théorie prétend que l'on a affaire à une scarlatine vraie.

Cette opinion émise la première fois par Malfatti en 1799, à Vienne, par Senn, à Paris, en 1825, dans sa thèse sur la scarlatine puerpérale, soutenue par Brown, 1862, et Bruxton Hichs en Angleterre, 1875, a été défendue plus récemment par M. Lesage, en 1877 et par M. Raymond, dans sa thèse d'agrégation, 1882.

Pour les partisans de cette théorie, ce serait une scar-latine dont l'incubation prolongée serait le fait de l'état spécial de la malade, se traduisant par une éruption discrète dont la marche serait anormale et qui serait souvent d'un pronostic bénin.

Une seconde théorie, professée par le docteur Gué-niot et reprise par Olshausen, en Allemagne, en 1881 est la suivante:

Il s'agirait d'une éruption différente comme incuba-tion, comme marche, comme complication de la scarla-tine normale, mais ayant un aspect identique, une nature identique, la scarlatine puerpérale n'étant qu'une atténuation de la première, modifiée par le terrain d'évolution.

Une troisième théorie, celle que les tendances actuel-les font concevoir comme la plus vraisemblable, prétend que c'est un érythème infectieux.

Cette opinion déjà soutenue au dix-huitième siècle par Cullen, Gasteller, puis rapidement oubliée, fut reprise en Allemagne par Helm, 1840, et Schrœder, en 1863. En 1870, M. Hervieux sépare nettement les exanthèmes des femmes en couche et reprend l'hypothèse de la « miliaire puerpérale », affection spéciale, et se refuse à voir dans cette éruption une scarlatine dont les caractères spéciaux seraient totalement absents. C'est d'ailleurs l'opinion émise dans le traité de M. le professeur Hardy. Enfin plus récemment, M. le professeur Peter, en 1877, M. le professeur Verneuil, M. Quinquaud dans sa thèse sur le Puerpérisme infectieux, M. le Dr Ballet dans les *Archives de médecine*, 1882, M. le Dr Doléris se rangent nettement à l'hypothèse d'un véritable « érythème infectieux » qui, suivant l'opinion du dernier de ces auteurs, ne serait que l'extériorisation de l'infection septique.

Cet érythème est identique à ceux déjà décrits, il passe par les variétés de l'érythème polymorphe, aboutit plus rapidement ou plus souvent que les autres à un érythème scarlatinoïde. Il part des mêmes localisations, respecte ordinairement la face, a une teinte rouge diffuse lorsqu'il est arrivé au dernier stade de son évolution, moins écarlate que la scarlatine, la peau est granitée et se recouvre quelquefois de vésicules miliaires, suivies de desquamation en plaques moins larges que dans la scarlatine ; enfin il récidive fréquemment au moment de la desquamation, comme dans le cas d'érythème scarlatiniforme desquamatif. L'incubation prolongée, l'absence de phénomènes morbides du côté de la langue et du pharynx, l'absence des complications, la marche spéciale de l'érythème lorsque sa rapidité d'extension n'a das été trop grande, *sa Récidive* en pleine desquamation seraient des motifs suffisants pour rejeter l'idée de scarlatine et faire admettre l'idée d'un érythème infectieux, si on n'avait comme preuve sa disparition complète des services d'accouchements depuis que l'antisepsie y est devenue une règle et que les cas d'infection puerpérale et ses complications rattachées, depuis les thèses de M. Doléris et de M. Widal, à la présence du streptocoque dans le torrent circulatoire, sont devenues une rareté. Cet érythème, dont la date d'apparition est très variable, peut se montrer dans les cas d'infection peu intense ou d'infection très grave et emprunter, suivant les différents cas, une valeur pronostique variable.

ÉRYTHÈMES BLENNORRHAGIQUES

Niés par Bazin et Ricord, ils furent de nouveau mis en question par Pidoux en 1866, étudiés plus récemment par M. Ballet dans les *Archives générales de médecine* en 1882, par M. Balzer et M. de Molènes en 1884 et dans la thèse de M. Raoul Mesnet. Il est ici plus difficile de faire le départ de ce qui revient à la médication balsamique et à l'infection directe par le gonocoque ou aux infections secondaires, mais il reste néanmoins un certain nombre de cas où l'érythème était nettement infectieux. D'après la thèse de M. Mesnet, l'érythème polymorphe rubéolique et le scarlatiniforme seraient les plus fréquents. Leur date d'apparition serait très variable et le pronostic ordinairement bénin.

ÉRYTHÈMES AU COURS DE LA VACCINE

De même que la variole, la vaccine peut donner lieu à des rash. Etudiés d'abord par Villan, Bateman, Hebra, par Roger et par le professeur Hardy dans son traité des Maladies cutanées, plus récemment par Behrend, par Dauchez dans sa thèse des Éruptions vaccinales généralisées, 1883, et en Amérique dans un article important publié par Morbow.

Cet érythème, qu'il faut distinguer de l'éruption vésico-pustuleuse répandue quelquefois sur la surface du corps et qui n'est que la généralisation de la vaccine elle-même, apparaît vers le troisième jour autour des boutons de vaccine et envahit ensuite tout le corps. Néanmoins elle paraît avoir comme lieu de prédilection les parties inférieures des membres supérieurs et inférieurs.

Morbow en a décrit une série de variétés correspondant aux autres érythèmes infectieux et en particulier ceux que nous avons trouvés dans la diphtérie. En voici la nomenclature.

Erythémateuse.
Morbilliforme (Roséole vaccinale).
Urticante.
Multiforme (Bulleuse).
Pétéchiale.
Diathésiques.

L'efflorescence paraît sans laisser de desquamation, la variété érythémateuse et la variété morbilleuse sont les plus fréquentes. La durée est ordinairement de quarante-huit heures, il est rare de la voir se prolonger au delà de quatre jours. Dauchez constate qu'il y avait élévation de la température au moment de l'érythème, mais celui-ci étant souvent contemporain ou presque de l'éruption vaccinale, il est difficile de savoir exactement à laquelle des deux causes il faut rapporter l'exacerbation de la courbe thermique.

INFECTIONS DIVERSES

Il n'est pas possible de considérer comme autre chose qu'un érythème infectieux, les érythèmes polymorphe ou scarlatinoïde signalés par M. le professeur Bouchard dans l'ictère grave, affection souvent deutéropathique, étudiée complètement dans la thèse de M. le docteur Dupré, polybactérienne et reconnaissant comme cause en dehors du bacille d'Eberth, du coli bacille, le staphylococce ou le streptococce.

A cette classe d'érythèmes, il faut encore rattacher le rash variolique morbiliforme ou scarlatiforme, quelquefois purpurique, qui est un des signes prémonitoires de l'invasion de l'organisme par le poison variolique ; celui de la varicelle, sur lesquels on a récemment attiré l'attention dans une discussion à la société médicale, dont nous avons pu observer deux cas cette année, et qui coïncidait avec la présence dans la gorge, sur le voile du palais et sur le pharynx, de petites ulcérations arrondies, à bords taillés à pic, à fond bleu, reposant sur une zone rouge, succédant à des vésicules de varicelle ; les éruptions survenant au cours de la tuberculose aiguë généralisée, qui sont encore mal connues, mais qu'il n'est pas téméraire de rattacher à une infection secondaire, aujourd'hui que l'on sait le rôle important que joue le streptococe en association avec le bacille de Koch dans la marche rapide de cette affection.

Des éruptions surviennent à la période urémique des affections rénales, coïncidant avec la période de diminution des urines, étudiées par M. le Dr Quinquaud en 1880, dans les thèses de M. Collin en 1879, Merklen en 1882 et Persy en 1887, plus récemment par Lancaster à Londres; ces manifestations cutanées de l'urémie revêtent ordinairement le type érythémateux roséolique ou scarlatinoïde, sont. légèrement desquamantes comme le pityriasis. Elles occupent les bras, les poignets, les cuisses, quelquefois les mains, mais respectent d'ordinaire la face. Elles doivent être nettement distinguées des dermatoses qui accompagnent souvent les néphrites chroniques (eczéma, psoriasis, etc.). Il n'est pas défendu de penser que ces éruptions rapportées à l'altération du sang par les produits de désassimilation qui s'y accumulent, peuvent reconnaître comme cause initiale les infections secondaires encore mal étudiées qui surviennent à la période ultime des néphrites.

Enfin, il existe dans le rhumatisme, en même temps que les localisations articulaires et viscérales, des localisations cutanées dont M. le Dr Besnier a fait, sous le nom de Rhumatides, une étude importante dans les *Annales de Dermatologie*, 1876-1877. Au point de vue des caractères génériques principaux, certains de ces érythèmes correspondent aux formes que nous avons indiquées : érythème multiforme ou rubéolique, quelquefois scarlatinoïde. Les variétés les plus fréquentes sont les variétés papuleuses et marginées. Ces érythèmes, qui se localisent aux plis articulaires qui surviennent souvent au moment des « poussées aiguës » de rhumatisme, mis à part ceux qu'on doit ranger dans les éruptions pathogénétiques, considérés par Bazin, Trousseau, Roger comme des manifestations de ce qu'ils appellent l'arthritisme, peuvent aujourd'hui être rangés à côté de ceux que nous avons examinés et rattachés à la nature infectieuse du rhumatisme admise aujourd'hui. D'ailleurs, leur durée éphémère, leur récidive fréquente au moment des rechutes, c'est-à-dire quand l'infection redouble ou reparaît, est encore une preuve en faveur de l'opinion qui les considère comme une manifestation de l'infection rhumatismale.

La revue que nous avons faite des divers érythèmes infectieux n'avait point la prétention d'en faire une étude complète, elle a eu pour but de chercher surtout à étayer sur des preuves cliniques cette opinion — qu'il n'y a eu pas plus en somme de « Choléride », suivant l'expression de MM. Queyrat et Broca, qu'il n'y a de Diphtéride ou de Vaccinide — qu'en somme, le groupement des altérations cutanées, érythème polymorphe, rubéolique, scarlatinoïde, scarlatiniforme, desquamatif n'est qu'une réaction de la peau, commune à un grand nombre d'infections ; infections dont l'agent est, croyons-nous, le streptocoque dans la diphtérie et un certain nombre d'autres cas, mais qui peuvent relever d'autres agents pathogènes; les travaux actuels peuvent autoriser à penser, comme nous le verrons plus tard, que les lésions cutanées nécessaires à la production des érythèmes sont réalisées par des microbes différents.

En comparant en effet ces érythèmes, on leur trouve quantité de points communs.

La date d'apparition au début ou à la fin de la maladie causale et aux mêmes lieux d'élection, en général les plus articulaires : la face est ordinairement respectée ; la marche, pour ainsi dire cyclique des manifestations cutanées, reconnaissant comme aboutissant l'érythème scarlatinoïde, plus rarement l'érythème scarlatiniforme desquamatif : ce dernier terme étant souvent le seul remarqué à cause de la rapidité excessive dans certains cas de l'évolution; l'absence de prurit, la récidive fréquente, alors que la première poussée est encore persistante en certains endroits, sont des arguments qui plaident en faveur de l'identité.

Enfin, presque toujours on note une élévation de température et une aggravation dans l'état général, surtout dans ceux qui arrivent à la fin de l'affection, faits qui sont la preuve du redoublement de l'infection, dont l'éruption est une des manifestations.

La plupart des érythèmes pathogénétiques, dont les variétés sont si nombreuses et les manifestations si polymorphes et dans le détail desquels nous n'avons pas à entrer, ont des aspects différents, suivant le médicament générateur et sont loin, comme les éruptions que nous avons étudiées, de pouvoir être groupés dans une même description.

Dans quelques cas c'est l'érythème lisse, autre part érythémateux, ou purpurique, bulleux ou urticarien, sans que l'aspect change lorsqu'il s'agit de la même intoxication.

Néanmoins dans quelque cas on a affaire à l'érythème polymorphe ou scarlatiniforme avec des manifestations rappelant celles que nous avons indiquées, mais avec des différences provenant de l'adjonction d'éléments éruptifs spéciaux ou de la présence du prurit, par exemple.

Dans les Toxidermies d'origine intestinale, dans les maladies du système nerveux, on a noté des érythèmes à peu près semblables.

A la suite de section des nerfs, Weir Mittchell a noté des taches érythémateuses sur l'étendue du nerf blessé, dont l'apparition est tardive. C'est à la paume des mains ou sur le dos du pied que cette complication est la plus fréquente. Quelquefois on a noté de l'érythème noueux.

Vulpian, dans ses leçons sur l'appareil vaso-moteur, signale ce fait que des rougeurs cutanées intenses peuvent se produire avec altérations des nerfs sensitifs. Il y a des érythèmes à la suite de piqûre de la peau chez des ataxiques, mais toujours très fugaces.

Le même auteur signale l'apparition d'érythèmes morbilliformes dans l'ataxie au moment des crises viscérales et des accès fulgurants, ainsi que dans les myélites — et dans ce cas l'éruption était bilatérale

mais prédominante du côté où les symptômes paraly-
tiques prédominaient. Par la faradisation elles s'exagèrent
tout en conservant les mêmes proportions.

Eulembourg a vu aussi se produire de véritables érythèmes dans la chorée et la migraine ophtalmiques.
Enfin il faut citer à part l'influence de l'hystérie connue
depuis longtemps, signalée déjà par Bateman, étudiée
plus récemment dans la thèse de Martin et dans celle
plus récente d'Ahtanasio.

Ces faits n'infirment en rien le groupement spécial
auquel nous réservons le nom d'Érythème infectieux
et prouvent qu'en dehors des diverses variétés d'infection
qui le produisent, il existe un certain nombre d'autres
causes qui peuvent aussi le reproduire. La notion de la
constitution individuelle, l'irritabilité cutanée spéciale,
la prédisposition de certains individus aux éruptions
restent intactes et ne font que faciliter la production de
cette dermatose.

Suivant l'expression de M. le professeur Bouchard,
les processus morbides peuvent bien se combiner pour
engendrer l'acte morbide.

Diagnostic

Nous devons d'abord séparer les érythèmes que nous avons constatés des éruptions médicamenteuses : — la tâche est ici relativement facile, tous les petits malades ayant été soignés d'une façon identique.

Nettoyage de la gorge.

Pansement antiseptique avec le liquide recommandé par M. le docteur Gaucher, où entre une certaine proportion d'acide phénique.

Lavages boriqués.

Administration, à l'intérieur, de doses de sulfate de quinine n'ayant jamais dépassé 0,50 cent. chez les enfants les plus âgés.

L'érythème quinique revêt les formes les plus variées en dehors de celles que nous avons indiquées dans les états infectieux, il prend l'aspect lichenoïde eczématiforme, gangreneux. Localisé souvent « à la face et au cou », accompagné de démangeaisons quelquefois très vives. Les muqueuses sont légèrement prises, la desquamation est habituelle. La marche est rapide, ne dure souvent que quelques heures et la récidive fréquente arrive à chaque nouvelle ingestion du médicament.

L'érythème phénique est ordinairement un érythème simple lisse, très rarement marginé, presque jamais rubéolique ou scarlatiniforme. Compliqué au contraire souvent d'urticaire, desquamant et occasionnant d'assez vives demangeaisons. Avec lui apparaissent dans les urines, les signes de l'intoxication spéciale.

L'acide borique administré en lavages simplement est difficile à incriminer; d'ailleurs les éruptions qu'il provoque sont ordinairement très limitées, sans tendance à la généralisation, plutôt eczématiformes qu'érythémateuses, et siégeant indifféremment sur une partie quelconque du corps.

La marche de ces éruptions, les caractères spéciaux que nous avons indiqués suffiraient à les distinguer de l'érythème infectieux, dont nous avons fait ressortir la marche cyclique. D'ailleurs, parmi un grand nombre d'enfants traités d'une façon identique, douze seulement ont eu des manifestations cutanées; que si on invoquait les prédispositions personnelles de certains malades aux éruptions médicamenteuses, nous répondrions que plusieurs de ceux qui les ont présentées n'avaient pas pris de sulfate de quinine, ou n'avaient point subi de lavages boriqués; que pour d'autres, à l'apparition de l'érythème toute médication a été supprimée, et celui-ci n'en a pas moins continué son évolution, à l'inverse des éruptions pathogénétiques, enfin qu'il y a eu récidive sans qu'il y ait eu ingestion médicamenteuse.

Rougeole. — Si l'érythème apparaît au début de la maladie avec fièvre modérée, il faudra recourir, pour faire le diagnostic, à l'absence du catarrhe oculo-nasal, de troubles laryngés, ou de râles de bronchite dans la poitrine.

L'apparition de l'exanthème au niveau des plis articulaires, sa rareté au niveau du cou, derrière les oreilles, sur le haut du tronc, pourra venir en aide.

Si l'érythème arrive au cours ou à la fin de la maladie, la date d'incubation de la rougeole, qui varie entre 12 et 14 jours et qui, on peut le dire, ne dépasse que très rarement ces limites, sera jointe aux signes indiqués plus haut, un élément de très grande importance.

Rubéole. C'est une affection spéciale qu'on voit surtout chez les enfants au moment de l'automne et du printemps, décrite par les Allemands, sous le nom de Rötheln.

Elle s'annonce par des frissons, de la courbature, de la fièvre et quelquefois des troubles digestifs. Au bout de trente-six heures en moyenne apparaissent les taches, surtout au niveau du thorax, sans confluence aux jointures.

D'ailleurs beaucoup de ces cas de rubéole sont sujets à caution et peuvent être reconnus comme des cas d'éruption médicamenteuse, ou des toxidermies d'origine intestinale.

Scarlatine. — Si l'on a affaire à un érythème initial, le début fébrile caractéristique, l'aspect de la gorge et de la langue, l'exanthème naissant au bout de 24 heures, d'abord soit à la face, soit au tronc pour se généraliser ensuite rapidement, ne permettront aucune confusion.

Si l'on a affaire à un érythème tardif, le diagnostic sera souvent plus difficile, les scarlatines secondaires étant ordinairement anormales comme marche et comme symptômes.

Variole. — Le rash sera facilement distingué par la présence de la fièvre spéciale, des vomissements, de la constipation, de la rachialgie qui annoncent le début de la variole, et aussi fréquemment de pustules varioliques dans la gorge, où elles apparaissent souvent en premier lieu.

Érysipèle. — L'exanthème est ici localisé. La tension, la tuméfaction œdémateuse de la peau, le bourrelet saillant, sa fréquence si grande à la face avec le non-envahissement du menton ne permettront pas d'hésiter. Les caractères de la fièvre accompagnée de vomissements et de céphalalgie intense lèveront les doutes.

Angioleucite. — Dans l'immense majorité des cas, le diagnostic ne sera pas mis en question. La disposition de la rougeur en arborisations, sa localisation à une région spéciale, son point de départ seront faciles à trouver.

Miliaire rouge. — La miliaire rouge se reconnaîtra à l'aspect granité de la peau, à la production des vésicules confluentes remplies de sérosité transparente ou louche, et surtout aux sueurs exagérées avec démangeaison très grande et urtication de la peau, à l'état de prostration spécial, enfin au début fébrile, brusque, et aux circonstances épidémiques qui lui ont donné naissance.

Typhose syphilitique. — Chez l'adulte, M. le professeur Fournier a décrit une affection, la typhose syphilitique, caractérisée par une éruption de taches rosées abondante, d'autrefois par un exanthème rubéolique, accompagnée d'un état général très grave. La teinte bronzée de l'éruption, la présence d'autres signes révélateurs de la syphilis, l'état typhique du malade, pourront faire porter le diagnostic. Néanmoins dans quelques cas il sera très difficile à éclaircir et le traitement d'épreuve seul décidera.

Purpura. — Nous n'avons point l'intention de traiter la question des rapports de l'érythème infectieux avec les purpuras. Cette question, étudiée dans la thèse de Mathieu sur les purpuras hémorrhagiques et dans son article du Dictionnaire encyclopédique, dans la thèse de Martin de Gimard, exigerait à elle seule un long développement. Nous ferons remarquer simplement que la variété dite érythème purpurique présente comme aspect, localisation, évolution, les plus grandes affinités avec les purpuras infectieux secondaires qu'on trouve dans les infections les plus diverses et dont l'origine a été rattachée à des agents pathogènes dont la présence a été révélée dans le sang (pneumococces, staphylococces).

M. Babès a fait d'ailleurs au Congrès international

d'hygiène et de démographie de Londres, 1891, une communication où il constate que si l'infection hémorrhagique peut être produite par des bacilles spécifiques, elle peut l'être aussi par les microbes de l'infection des plaies et le streptococce en particulier, dont la porte d'entrée serait souvent une pharyngite, une amygdalite, une bronchite ou une plaie de la peau ou une « maladie infectieuse antérieure ». Il ajoute même que dans les cas d'infection hémorrhagique considérés comme purs, il manque l'examen de la gorge. Il croit le groupe des hémorrhagies infectieuses secondaires comme de beaucoup le plus nombreux. Cette description comprendrait donc les purpuras secondaires ainsi que l'érythème purpurique que nous avons signalé, lequel en particulier paraît reconnaître comme cause, comme nous le verrons plus loin, la présence du streptococce dans les fausses membranes.

Le diagnostic de l'érythème infectieux, surtout avec les fièvres éruptives, pourra quelquefois présenter des difficultés sérieuses. Mais l'évolution de l'érythème, ses changements d'aspect variés, sa durée éphémère, sa ou ses *récidives* en passant par les mêmes intermédiaires si on n'a pu les suivre à la première poussée, sa desquamation spéciale, voilà les caractères qu'il faudra quelquefois savoir attendre, mais qui lèveront tous les doutes.

Nous terminerons ce chapitre en disant que toute éruption à manifestations multiples, rubéolique ou scarlatiniforme, dont l'incubation, l'invasion, les lieux d'apparition auront présenté quelque chose d'anormal, devra être tenue comme suspecte; et il ne sera pas rare, comme nous l'avons vu nous-même au moins deux fois, de trouver sur les amygdales ou dans le fond de la gorge, la clef d'une éruption dont l'aspect était irrégulier, qui aurait pu être rangée sous le vocable rougeole ou scarlatine anormale et que son évolution ultérieure ainsi que la marche des autres phénomènes morbides ont fait ranger, sans aucun doute, dans la classe des érythèmes infectieux.

Pronostic

Au point de vue pronostic, les érythèmes infectieux diffèrent entre eux suivant l'agent pathogène et suivant le degré d'infection.

De même qu'il y a dans la septicémie, dans la puerpéralité, le choléra, des éruptions ayant le même aspect au point de vue dermatologique, entraînant un pronostic tout à fait variable suivant la période de l'infection à laquelle ils se produisent, qu'il y a en somme des érythèmes au début et à la fin de ces infections, il existe aussi dans la diphtérie deux sortes d'érythèmes. Un érythème initial qui disparaît rapidement et n'influe en rien sur la marche de la maladie, et un érythème tardif qui arrive quand l'organisme est envahi par le virus, que l'état général est considérablement affaibli et dans l'impossibilité de réagir. Cet érythème de la fin est d'un pronostic fatal et nous avons peu d'enfants qui aient résisté à l'infection après son apparition. C'est, croyons-nous, pour ne pas avoir fait cette distinction qui ressort de l'étude clinique de l'érythème infectieux, non seulement dans la diphtérie, mais encore dans les autres infections graves, qu'on trouve des opinions si divergentes parmi les auteurs, les uns lui accordant une influence heureuse, les autres le considérant comme une manifestation indifférente, les derniers enfin comme très grave.

Anatomie pathologique

L'anatomie pathologique des érythèmes a été faite par Lewin dans les *Annales de la Charité*, à Berlin, et par M. le professeur Leloir, de Lille, dans son mémoire sur « Recherche de l'anatomie pathologique des érythèmes », Société anatomique, 1884.

C'est une lésion constituée par l'hyperhémie descapillaires et en particulier du réseau des papilles. Les bouquets vasculaires sont remplis, il se produit des taches roses ou rouges, séparées par des espaces pâles correspondant aux cônes cutanés moins complètement irrigués. Cette disposition a été mise en évidence par M. le professeur Renaut, de Lyon, qui a démontré que la peau était formée d'une infinité de petits territoires commandés par une artère. Cette artère a des ramifications en forme de cône dont la base serait tégumentaire.

Supposons l'artériole paralysée, tout le petit territoire en forme de cône est congestionné, on a la tache rosée ou rouge. Parmi les territoires, les uns sont injectés facilement, points d'activité circulatoire maxima, les autres moins facilement, points d'activité circulatoire minima. C'est cette différence qui rend compte des parties anémiées pâles qui séparent les parties rouges, à la première poussée d'érythème, avant que les lésions ne soient généralisées.

Si la pression sanguine est trop forte, le plasma transsude, il y a œdème de la région hyperhémiée, les leucocytes traversent les vaisseaux. Les vaisseaux des papilles dilatés sont entourés d'une gaine de leucocytes. L'érythème papulo-tuberculeux est constitué. La lésion se généralise, c'est l'érythème scarlatinoïde. Si l'exsudation se fait sous l'épiderme, on aura des vésicules, des bulles.

Si le raptus sanguin est trop violent, il y aura dilatation des espaces lymphatiques, sortie des hématies. C'est l'érythème purpurique.

Recherches bactériologiques

Nous avons examiné les fausses membranes de tous nos malades atteints d'érythème, au point de vue bactériologique, et nous les avons cultivées, suivant la méthode de Löffler, sur gélose et sur sérum de sang de bœuf gélatinisé, qui est le milieu de développement par excellence du bacille de la diphtérie.

Nous rappelons rapidement les caractères du bacille de Klebs Löffler.

Sur lamelles colorées par le bleu de Löffler ou la méthode de Gram, on voit des bacilles « dans la couche superficielle de la fausse membrane » en amas caractéristiques courts, épais, inégaux, inégalement colorés, renflés à une extrémité en forme de poire, de massue (Keulen bacilles des Allemands).

Sur les cultures sur sérum maintenues à l'étuve entre 33º et 37º, on aperçoit « très rapidement », avant la fin du premier jour, des colonies sous formes de petites taches arrondies. Rapprochées, elles restent petites; espacées, elles augmentent de volume, se montrent sous forme de plaques grisâtres rondes, pouvant atteindre, en quatre ou cinq jours, 4 à 5 mm. de D. Sur gélose, elles ont à peu près le même aspect, elles sont rondes, blanches, mais se développent beaucoup moins rapidement.

Dans les cultures, le bacille a l'apparence d'un bâtonnet légèrement recourbé à une des extrémités, se colorant bien par le bleu de Löffler et la méthode de Gram. Sa longueur est à peu près celle du bacille de Koch, mais son épaisseur est plus grande. Il se colore moins bien et surtout « d'une façon inégale » quand la culture est vieille.

Les colonies apparaissent moins de vingt-quatre heures après l'ensemencement sur sérum, très rapprochées sur le premier tube. Les autres bacilles peuvent donner lieu à des cultures analogues, mais qui mettent plus de trente-six heures à se développer. Elles sont dues aux coccus signalés par Roux et Yersin, au bout d'un certain temps prennent une teinte jaunâtre; au coccus signalé par le docteur Morel, dans sa thèse (1890); celui-ci diffère du bacille de Klebs, en ce qu'au bout de très peu de temps la culture du coccus, au lieu d'être saillante sur sérum, est déprimée au centre.

Le streptococce sur gélose ou sérum incliné, qui sont les milieux de culture employés, donne, entre 33° et 37°, des colonies qui naissent trente heures au plus tôt après l'ensemencement.

Les colonies sont volumineuses, blanches, confluentes, plus transparentes que celles du bacille de Klebs, formant une traînée irisée, déchiquetée sur les bords. Elles liquéfient légèrement le sérum.

Les examens que nous avons faits, soumis à ces procédés, nous ont donné les résultats suivants sur les 14 cas que nous avons eu à observer:

Dans 1 cas nous avons trouvé du bacille de Klebs, *seul.*

Dans 5 cas du streptococce, *seul,* pendant toute la durée de l'angine. Un de ces cas se rapporte à un érythème infectieux survenu au cours d'une diarrhée cholériforme et dans laquelle il avait été constaté une angine avec exsudat blanchâtre.

Dans 2 cas nous avons trouvé des bacilles de Klebs au début, puis du streptococce au moment de la première poussée d'érythème, ce dernier a persisté dans la fausse membrane jusqu'à la fin de la maladie.

Dans 6 cas, du bacille de Klebs associé au streptococce, celui-ci formant des colonies en quantité variable, suivant les cas.Ces observations correspondent aux faits signalés par M. le professeur Grancher, et qu'il a désignés sous le nom de diphtérie infectieuse, par opposition à celle où le bacille spécifique est seul en jeu et qu'il désigne sous le nom d'angine toxique. Dans les cas de diphtérie associée, la marche serait particulièrement grave, les accidents de broncho-pneumonie, le gonflement énorme des ganglions, le teint plombé, l'ataxo-adynamie profonde suivie de mort presque toujours, tout cela serait dû à la pénétration du streptococce. L'association des deux microbes exalterait leur virulence réciproque.

Cinq fois, comme nous l'avons dit, nous avons eu du streptococce seulement pendant toute la durée de l'affection. Ces faits de fausse membrane à streptococce

sans bacilles de Löffler simulant au point de vue clinique
la diphtérie à bacille spécifique ont déjà été signalés par
MM. Roux et Yersin, étudiés par notre ami le Dr Morel
dans sa thèse sur la diphtérie et dernièrement dans un
travail de Baginsky, dans les *Archives für Kinder-
heilkunde*. Contrairement à l'assertion très catégorique
de ce dernier auteur, nous ne croyons pas que les angines pseudo-membraneuses à streptococces soient d'un
pronostic bénin et qu'on puisse dès. lors à ce point de
vue diviser les angines en deux classes : celle à bacilles
spécifiques, celle à streptococces. Dans les 5 cas dont
nous parlons, éliminée l'angine qui évolue pendant une
diarrhée cholériforme et qui a guéri, les quatre autres
ont été suivies de mort avec des symptômes généraux
très graves, attestant une infection très profonde de l'économie. D'ailleurs Morel rapporte aussi plusieurs cas dans
sa thèse, en particulier un dont l'examen bactériologique avait été fait par M. Roux, on ne trouva jamais de
bacille spécifique, mais du streptococce, et qui eurent
une issue fatale en peu de temps, comme une véritable
angine diphtéritique hypertoxique.

Nous avons aussi examiné le sang à plusieurs reprises
sur chacun de nos malades, au niveau des placards érythémateux, après avoir préalablement pris des précau-
tions antiseptiques soigneuses (lavage de la peau à
l'éther, au savon et au sublimé).

Nous avons ensemencé sur gélose et sur sérum.
« Dans aucun cas nous n'avons assisté à la formation
de colonie quelconque. »

Pathogénie

Plusieurs théories se trouvent en présence pour expliquer la production de ces érythèmes.

La plus ancienne, que nous citerons pour mémoire est celle qui en fait une dermopathie rhumatismale. Cette théorie, soutenue par Bazin, Ferrand, Hillairet, s'appuyait sur la présence, dans certains cas, de douleurs articulaires, de fièvre, de douleurs, la disparition sous l'influence du salicylate de soude. Ce dernier argument a été controuvé, reconnu totalement inexact, les auteurs rapportant au médicament ce qui tenait à la nature fugace de l'éruption. Les autres ne peuvent plus être considérés comme ayant une valeur sérieuse, maintenant qu'on connaît les manifestations musculaires articulaires des infections.

Une seconde théorie formulée par Hutchinson a été soutenue par de Molènes dans sa thèse. « Cet érythème est une affection infectieuse spéciale, c'est une fièvre éruptive franche dont le microbe est inconnu. »

Cette seconde théorie nous ne la croyons pas exacte, et voici sur quoi nous nous appuyons.

Il n'existe point d'abord de fièvre d'invasion propre à l'érythème infectieux, l'état fébrile est très variable avec

— 58 —

la date de production de l'éruption, avec la violence de l'intoxication, avec la réaction de l'économie tout entière par rapport à l'agent pathogène dont il est une des manifestations.

Enfin il est des cas où il y a absence totale d'élévation thermique.

On ne trouve pas de symptômes prémonitoires fixes comme dans la rougeole, la scarlatine, la variole précédées d'incubation régulière, suivie, à échéance à peu près fixe, d'une éruption.

L'absence de complications spéciales inhérentes à la maladie, la récidive fréquente avant que l'érythème ait complètement disparu, l'absence aussi fréquente de desquamation, sa durée très éphémère sont autant de faits qui ne permettent pas d'accepter cette hypothèse.

Une troisième théorie que nous admettons volontiers, car elle rend compte, ce nous semble, des faits disparates observés, est la théorie de l'angio-névrose. Cette théorie, formulée d'abord par Köbner en 1869 et rajeunie par Pich, Behrend, Uffelmann, et brillamment soutenue par Lewin, fait de l'érythème que nous avons étudié une angio-névrose caractérisée par l'atonie des nerfs vaso-constricteurs.

Toute cause morbide qui mettra en jeu ce trouble de l'innervation et produira par conséquent les lésions anatomo-pathologiques qui constituent l'érythème, sera une de ses causes productrices. Aussi non seulement les états infectieux les plus divers par l'intermédiaire de leurs poisons, mais encore les agents mécaniques, les lésions nerveuses centrales, médullaires ou périphériques seront la cause d'une manifestation cutanée : une dans son évolution dermatologique, essentiellement variable au point de vue étiologique.

Dans les cas de diphtérie, nous croyons que le streptocoque doit être incriminé et nous nous appuyons sur les résultats bactériologiques que nous avons indiqués.

Dans les cas de bacille de Klebs existant seul, nous n'avons trouvé qu'un seul exemple d'érythème.

Dans d'autres observations, nous avons constaté l'association du bacille de Klebs avec le streptocoque. Enfin dans un certain nombre de faits encore plus probants, nous avons constaté soit la présence du streptocoque seul pendant l'évolution de la maladie et de l'érythème, soit, fait encore plus convaincant, le streptocoque trouvé seul au moment de le production de l'éruption dans une angine pseudo-membraneuse dans laquelle le bacille de Löffler avait été trouvé au début.

D'ailleurs en faisant la revue des érythèmes infectieux que nous avons examinés, ne peut-on pas accuser encore le streptocoque de leur production?

Dans l'infection puerpérale dont les formes plus variées, dont les complications, telles que la phlegmatia, ont été démontrées dans la thèse de M. le docteur Widal comme devant être rattachées au streptocoque pyogène, il est infiniment probable que les érythèmes doivent lui être imputés.

Le même raisonnement peut s'appliquer à la septicémie, à la pyohémie, dont il est un des principaux agents.

Dans le choléra, nous avons noté, au moment de l'érythème, des angines soit simplement érythémateuses, soit diphtéroïdes, guérissant assez souvent et dont la bactériologie n'a point été faite.

Dans la tuberculose généralisée, l'association des bacilles de Koch au streptocoque a été démontrée, ainsi que l'exaltation de leur virulence qui rend compte des phénomènes d'infection dont l'érythème serait une des manifestations, et de la marche rapide de l'affection.

Dans l'ictère grave, la présence de ce microorganisme seul ou associé a été ainsi plusieurs fois notée.

Dans la roséole vaccinale, ce germe peut être introduit par des opérations non antiseptiques ; et c'est en effet à cette cause que la plupart des auteurs modernes rapportent les cas de roséole vaccinale.

Nous ne voulons pas dire que le streptocoque doive être seul incriminé, et nous croyons que d'autres microbes peuvent, quoique différant par d'autres points, produire les lésions de l'érythème infectieux.

Les érythèmes qu'on trouve dans la blennorrhagie, le choléra, la fièvre jaune, l'ictère grave, dans quelques cas d'accès palustres, enfin dans les inoculations de tuberculines où on a constaté très fréquemment des érythèmes polymorphes scarlatinoïdes ayant tous les caractères de ceux que nous avons décrits, peuvent être rapportés soit au microbe pathogène, soit à l'association de ceux-ci avec le streptococce.

Quel est le mécanisme de ces érythèmes, comment les microbes agissent-ils et en particulier le streptococce ?

La peau est avec le rein, suivant la théorie de M. le professeur Bouchard, l'émonctoire par excellence par lequel l'organisme se débarrasse de ses produits toxiques, par l'intermédiaire des glandes sudoripares. La polyurie et les sueurs critiques en sont une preuve. Ne peut-on pas admettre, pour expliquer ces érythèmes, des sortes de décharges bactériennes transportées par le sang et produisant les lésions cutanées, comme on le constate dans la miliaire bactéridienne de Hanot?

Cette élimination du parasite par la peau, à la suite des travaux de Kiwisch de Neuhaus, qui, 9 fois sur 15, a trouvé au niveau des taches lenticulaires rosées le bacille de Gaffky, fut admise en Allemagne. Mais les recherches de Jungnickel, de Fraenkel qui sur un grand nombre de cas d'érythèmes diphtéritiques ne trouvèrent qu'une fois, au niveau des placards, des microbes indéterminés, d'autre part les résultats négatifs de la culture du sang, sérum et gélose que nous avons constatés, résultats confirmés par d'autres auteurs, doivent faire penser que le streptococce agit par les produits solubles.

Dans une note parue à l'Académie des Sciences dans la séance du 26 octobre, M. le professeur Bouchard annonce qu'il existe parmi les produits solubles sécrétés par les microbes deux substances spéciales: l'anectasine paralysant les centres vaso-dilatateurs, l'ectasine favorisant leurs dilatations et la diapédèse. Ces deux substances peuvent être sécrétées par un même microbe, le pyocyanique, par exemple, comme l'ont démontré Charrin et Gley.

L'ectasine a été trouvée dans le bacille de Koch par le professeur Bouchard, et son pouvoir dilatateur nettement démontré en examinant les vaisseaux de l'œil. Chez les animaux, les mêmes expériences furent faites avec la tuberculine. M. le professeur Arloing trouva dans les cultures filtrées du staphylococce pyogène un produit soluble hyperexcitant le système vaso-dilatateur. Il n'est pas défendu de penser que le streptococce pyogène agisse de même par l'action de produits solubles sur les vaso-dilatateurs, favorise la diapédèse, la transsudation du plasma et arrive à produire les lésions anatomo-pathologiques fondamentales de l'érythème que nous avons décrites. Quant aux érythèmes purpuriques hémorrhagiques, le professeur Babès a démontré que les produits solubles de certains microbes et du streptococce en particulier pouvaient les produire.

La porte d'entrée de l'infection est, croyons-nous, très souvent la gorge ou la cavité buccale dans beaucoup d'autres cas que la diphtérie.

MM. Hutinel et Martin de Gimard ont signalé, à propos de la fièvre typhoïde, dans tous les cas, des ulcérations aphtheuses dans la cavité buccale.

L'angine simple ou pultacée a été signalée dans la roséole vaccinale, dans le choléra où l'aspect diphtéroïde à été fréquemment rencontré. Dans les autres maladies infectieuses, le fait a été peu signalé, mais l'attention une fois appelée sur ces faits, il serait probablement fréquent de trouver dans la gorge ou la cavité buccale la clef de la production de ces érythèmes.

HYGIÈNE

Au point de vue du traitement proprement dit, il n'est rien à conseiller, étant donnée la disparition spontanée et rapide de ces érythèmes, il n'y a qu'à soutenir l'état général des malades par les toniques. Au point de vue de l'hygiène, il serait bon dans toutes les maladies infectieuses d'instituer, au même titre que dans la diphtérie, la rougeole, la scarlatine une « Antisepsie régulière et rigoureuse de la gorge et de la bouche ».

CONCLUSIONS

1º Il existe dans la diphtérie un certain nombre d'érythèmes infectieux. L'érythème polymorphe avec toutes ses variétés, lisse, marginé, papulo-tuberculeux, ortié, purpurique, vésico-pustuleux.

L'érythème rubéolique. L'érythème scarlatinoïde et scarlatiniforme desquamatif.

Toutes ces variétés d'érythèmes forment une série dont l'érythème lisse est le premier terme, l'érythème scarlatinoïde desquamatif le dernier.

2º Ces variétés se retrouvent dans tous les cas, et si l'on a décrit telle ou telle forme comme spéciale à la diphtérie, c'est souvent grâce à la rapidité d'extension du processus qui n'a pas permis de saisir les intermédiaires.

3º Ces érythèmes sont relativement fréquents, d'autant qu'ils passent souvent inaperçus à cause de leur durée éphémère et de la difficulté qu'il y a, dans certains cas, à le découvrir lorsqu'il s'agit par exemple de l'érythème purpurique. Ils récidivent plusieurs fois.

4º Ce groupement de lésions cutanées que nous venons d'indiquer et qui constitue « l'Érythème infectieux » se retrouve dans beaucoup d'autres infections autres que la diphtérie, il en constitue une des manifestations. En dehors des autres éruptions infectieuses de la peau, il constitue un cadre à part, une réaction spéciale fréquente de la peau aux intoxications microbiennes.

5° La porte d'entrée en est fréquemment dans la gorge, sous forme d'ulcérations aphtheuses ou d'angines pseudo-membraneuses.

7° Sa production, dans la diphtérie, serait due au streptococce, ainsi que dans un certain nombre d'autres affections. Néanmoins d'autres microbes pathogènes isolés ou associés au streptocoque pourraient réaliser les lésions anatomo-pathologiques qui en sont la base.

8° Le streptocoque absent au niveau de l'érythème, absent dans le sang, agirait par des produits solubles analogues à l'ectasine décrite par le professeur Bouchard sur les centres vaso-dilatateurs et favoriserait la diapédèse.

9° Le diagnostic, à défaut de signes précis dans quelques cas, se fera toujours rapidement par l'évolution cyclique spéciale de l'érythème.

10° Le pronostic sera basé sur la violence de l'intoxication, sur celle de l'agent pathogène, enfin sur la date d'apparition de l'érythème. Ceux du début étant ordinairement bénins, ceux de la fin très grave

OBSERVATIONS I

Communiquée par le Dᵉ Morel, chef des travaux anatomo-patholo-giques de la Faculté de Toulouse.

Bilger, Anna, 22 mois.

Le 9 janvier. — On constate sur les deux amygdales des fausses membranes épaisses, à bords irréguliers. Pas d'exsudat ni sur la luette ni sur le voile du palais.

Ganglions du cou volumineux, durs.

Bacilles de Kelbs dans l'exsudat. (Examen sur lamelles et sur sérum.)

Le 13. — Les fausses membranes ont envahi l'isthme du gosier, la luette est engaînée. Au-dessous de l'exsudat très épais on trouve une muqueuse vascularisée, facilement saignante. Les ganglions cervicaux sont énormes.

Le 14. — Au niveau d'une cicatrice du cou se montre une petite plaque érythémateuse de la grandeur d'une pièce de 1 franc.

Le 15. — La plaque érythémateuse s'est très étendue, recouvre complètement le cou. A la face large placard rouge sur le nez, les joues et la partie inférieure du front.

Le 16. — L'érythème a envahi les fesses, la partie postérieure des cuisses, la partie inférieure de l'abdomen, les triangles de Scarpa et la face interne des cuisses, des deux côtés, au niveau du pli inguino-crural. Aucun changement dans la coloration de la peau.

La coloration des grands placards, est rouge intense, présentant une teinte analogue aux macules de la rougeole, coloration qui cesse brusquement sans s'atténuer avec le tégument voisin. Le bord est irrégulier, déchiqueté mais nettement dessiné.

Autour de ces grands placards, on trouve dans un rayon de 4 à 5 cent. de petites taches circulaires ayant 2 ou 3 mill. de diamètre et séparées les unes des autres par des sillons au niveau desquels la coloration de la peau est normale.

Le soir du même jour les taches isolées se sont peu à peu confondues en grands placards analogues à ceux déjà décrits. L'érythème a envahi les membres inférieurs complètement, où il revêt un aspect un peu différent.

C'est un léger picqueté rouge, simulant de véritables taches purpuriques.

L'enfant meurt dans la nuit.

L'examen du sang fait du vivant du malade a donné les résultats suivants : Globules rouges normaux,

Leucocytes abondants,

Pas de micro-organisme ni sur lamelles, ni après cultures du gélose et sérum.

Observation II

Loffrat Germaine, âgée de 3 ans. Entre salle Archambault, le 24 février.

Le 24. — La malade présente une gorge légèrement rouge quelques râles fins à la base gauche.

Le 25. — Foyer net de broncho-pneumonie à la base gauche.

Le 28. — Nouveau foyer à la base droite.

Le 4 mars. — Apparition de points blancs adhérents sur la luette, les amygdales.

Le 5 mars. — Fausses membranes sur les amygdales et la luette.

Bacilles de Klebs-Löffler avec streptococces abondants sur lamelles provenant de l'exsudat.

Pas de ganglions cervicaux.

Pas d'albumine dans les urines.

Le 6 mars. — Apparaît au niveau des cuisses et des bras, un érythème présentant les caractères suivants :

Ce sont de petites taches pétéchiales isolées les unes des autres, plus nombreuses et plus rapprochées au niveau des plis articulaires, présentant sur la face postérieure des cuisses et des jambes, près de l'article du genou, une certaine confluence.

Leur grosseur varie d'un grain de mil à une grosse lentille.

Leur contour est nettement circulaire et leur couleur celle d'une tache purpurique. Elles sont séparées les unes des autres par des intervalles de peau saine. Nulle part la confluence n'était assez prononcée pour former de larges placards.

L'enfant succombe dans la nuit à la broncho-pneumonie.

L'examen du sang pratiqué chez l'enfant au point de vue microbiologique n'a donné aucun résultat.

Aucun micro-organisme, ni sur lamelle, ni sur culture sur gélose et sérum.

La fausse membrane donne sur lamelles et après culture sur sérum : Bacilles de Klebs associés aux strephococces.

OBSERVATION III

Balbini Gomez, 6 ans. Passe de la salle Valleix au Pavillon de la diphtérie, le 13 mars.

Le malade était en médecine pour une paralysie infantile ayant surtout atteint le bras et la jambe gauche.

Le 13. — On constate sur les deux amygdales des fausses membranes.

Cet état persiste identique jusqu'au 16, où l'exsudat envahit la luette.

Le 19. — Les fausses membranes ont envahi complètement l'isthme du gosier et se détachent difficilement. La diphtérie s'est étendue aux commissures labiales et à la face gauche. Les ganglions cervicaux sont énormes.

L'albumine apparaît dans l'urine et varie pendant 5 à 6 jours entre 0 gr. 50 et 1 gr.

L'état général est très grave avec anémie profonde. Faciès décoloré. Le pouls est très petit et très fréquent.

Le 27. — Aux phénomènes décrits plus haut vient se joindre une légère paralysie du voile du palais, une odeur infecte de la bouche due au sphacèle superficiel des fausses membranes qui ont envahi toute la bouche et se détachent difficilement par gros lambeaux.

L'albumine persiste dans les urines.

Aucun phénomène cardiaque appréciable à l'auscultation.

La température qui au début de l'infection avait oscillé entre 39°
et 40° oscille entre 38 et 39°.

Le 4 avril. — Au milieu de cette diphtérie hypertoxique apparaît un
érythème.

Cet érythème, qu'on peut rattacher à la variété érythémato-papuleuse
de l'érythème polymorphe, présente l'aspect suivant :

Il siège au niveau des plis de flexions.

Poignets. Face interne des cuisses, au niveau des malléoles.

Ce sont d'abord de petites macules rouges qui disparaissent sous la
pression du doigt, s'étalent peu à peu. Le centre est déprimé et devient
rapidement violacé, la périphérie conservant au contraire une teinte
rouge vif.

Les bords sont circinés, dessinent de vraies cartes de géographie, ils
sont saillants et forment une élevure très nette au-dessus de la
peau.

Quant à la coloration elle est rouge intense avec tendance cyanotique
au niveau du cou-de-pied.

Ces éléments sont assez distancés les uns des autres et sont séparés
par des intervalles de peau où la coloration est absolument normale et
tranche nettement sur la partie érythémateuse.

Le 6 avril. — L'érythème limité aux poignets et à la partie antérieure des membres inférieurs a envahi ceux-ci complètement, s'est
étendue aux membres supérieurs, au tronc, et s'arrête brusquement à
la partie supérieure du cou. Les éléments de l'éruption sont analogues
à ceux que nous avons décrits.

Le 8 avril. — Plaques érythémateuses, s'ajoute une éruption urti-
carienne intense au niveau des parties encore respectées. Il se forme
alors de vastes placards rouge vineux soulevés, à bords déchiquetés,
ne laissant plus, entre, que quelques îlots de peau moins vivement
colorés.

Le 9 avril. — La confluence est complète entre les placards. Le
corps entier du malade, *sauf la figure*, est recouvert d'un érythème
rouge scarlatineux, avec une sorte d'état chagriné de la peau, et devient
alors un véritable *érythème scarlatinoïde.*

Le 11 avril. — Deux jours après la production de cet érythème, commence, au niveau des genoux et des pieds, une desquamation scarlatiniforme par lambeaux. Cette desquamation, qui finit par le tronc et les mains où elle revêt l'aspect caractéristique de celle de la scarlatine, surtout à la paume et aux racines des doigts, est à peine finie le 20 avril.

Pendant la durée de cette complication, l'état du malade est resté ce qu'il était avant, les phénomènes généraux sont identiques. La fièvre oscille entre 38° et 90°. L'albumine, malgré des écarts quotidiens dans la quantité, a toujours persisté.

La paralysie du voile du palais paraît seule avoir rétrocédé.

Pas d'accident pulmonaire ni cardiaque.

Du 11 au 23 avril. — Autour des parties en pleine desquamation, on constate dans des zones peu étendues, de nouvelles poussées d'érythème absolument analogue à celui décrit plus haut.

Le 23 avril. — Coïncidant avec un abaissement thermique sensible, nouvelle poussée scarlatinoïde généralisée, respectant la figure.

Mort le 23 avril.

L'érythème persiste plusieurs heures après la mort, avec les mêmes caractères.

L'examen bactériologique de la plaque a été fait au début, et on y a constaté les bacilles de Klebs-Löffler et sur lamelles et dans les cultures sur sérum.

L'examen est de nouveau refait au moment de la première poussée d'érythème.

On ne constate plus le bacille de Klebs, mais le streptocoque; quelques jours plus tard, on ne trouve plus encore sur lamelles et sur cultures sur gélose et sérum que du *streptococce.*

L'examen bactériologique du sang fait à plusieurs reprises ne donna aucun résultat positif.

Nécropsie. — Aucune lésion pulmonaire. Pas d'altération ganglionnaire.

Le cœur a une teinte légèrement feuille morte, surtout au niveau des piliers. L'examen histologique, pratiqué après durcissement à l'alcool et après inclusion à la paraffine, ne fait constater aucune lésion appréciable de myocardite.

Aucune lésion du côté du rein.

Sur la moelle on constate les lésions caractéristiques de la paralysie infantile au niveau des cornes antérieures, sous forme de tractus scléreux qui se poursuivaient depuis la région cervicale jusqu'à la région lombaire du côté gauche.

Le sang présentait la couleur noir sépia caractéristique.

OBSERVATION IV

Yandot Claude, âgé de 4 ans, arrive de l'asile de Thiais le 9 juin, avec une rougeole qui a évolué régulièrement jusqu'au 13 juin.

Le 13 juin. — On constate des plaques dipthéroïdes sur les bords de la langue, au niveau de la partie interne des commissures.

Le 16 juin. — La température remonte sensiblement. La diphtérie a envahi les amygdales et la luette qui est presque complètement encapuchonnée.

On constate la présence de ganglions volumineux. Albumine dans les urines.

Le 20 juin. — L'exsudat a envahi complètement l'isthme du gosier, la paroi interne des joues, le nez d'où s'écoule un jetage assez abondant.

Albumine persiste.

Paralysie du voile du palais.

À ce moment, l'état est très grave, la température a dépassé 39°. Il y a un engorgement énorme des ganglions cervicaux. Le faciès de l'enfant a cet aspect plombé caractéristique d'une infection grave.

Cet état persiste jusqu'au 29 juin.

Le 29 juin. — On voit apparaître, au niveau des *coudes* et des *genoux*, des petites taches du volume d'une lentille, rouge foncé, très nombreuses, mais ne présentant aucun groupement spécial. En aucun point on ne constatait confluence de ces divers éléments. Elles reposaient sur un fond rouge scarlatineux sur lequel elles ressortaient nettement. Ce fond scarlatineux s'atténuait peu à peu et se confondait insensiblement avec la peau saine environnante, sans contours bien nets.

Cette éruption limitée aux coudes, aux genoux, envahit les jours suivants les parties postérieures des deux avant-bras et les deux jambes, sans avoir jamais envahi le tronc.

Aucune démangeaison.

Le 3 juillet. — L'érythème paraît avoir totalement disparu.

Le 7 juillet. — Nouvelle poussée analogue à celle de côté, siégeant aux mêmes endroits, coïncidant avec une ascension de température.

Le 8 juillet. — L'érythème persiste. L'état général est des plus graves. Albumine dans les urines.

Mort dans la nuit.

Examen bactériologique pratiqué le 18 *juin* fait constater dans l'exsudat des bacilles de Klebs-Löffler. Examen sur lamelles et après cultures sur gélose et sérum.

Nouvel examen après la première poussée d'érythème. On constate associés au bacille Loffler une grande quantité de streptococces.

Examen négatif du sang pris au niveau des taches pétéchiales, nul après culture sur agar et sérum.

Nécropsie : le sang a une couleur noir sepia.

Poumons : foyer limité de broncho-pneumonie, à la base du poumon gauche.

Du côté du *cœur*, endocarde ou myocarde, aucune lésion macroscopique appréciable.

Pas de lésion rénale.

OBSERVATION V

Blin, Marie, âgée de 7 ans. La malade entre le 10 juin au pavillon de la scarlatine. Elle présente une éruption caractéristique et une angine à exsudat blanc sans apparence diphtéritique.

Le 20 juin. — L'exsudat envahit d'une façon uniforme les deux amygdales et la luette. Les fausses membranes sont grises, difficiles à détacher. Les ganglions du cou ne sont pas volumineux.

La malade est déjà en pleine desquamation lorsqu'on voit apparaître, limité à la partie antérieure des cuisses, aux genoux, aux coudes, un érythème scarlatinoïde.

Cet érythème est formé de larges plaques rouges à contours mal définis, dont la couleur est lie de vin, dont la face est granitée.

Plusieurs de ces plaques ont la grandeur de la paume de la main, les plus petites ayant l'étendue d'une pièce de 5 francs. Toutes disparaissent par la pression.

Elles sont toutes séparées par des intervalles de peau et tranchent nettement sur le tégument environnant qui est en pleine desquamation.

Le 23 juin. — Les fausses membranes ont envahi la gorge tout entière, la paroi interne des joues. L'érythème a pâli et ne présente plus aux endroits précités que quelques rougeurs diffuses.

Le 25 juin. — Disparition de l'érythème. En même temps apparition dans les urines d'une quantité notable d'albumine.

Le soir du même jour, on constate des attaques convulsives intenses, limitées aux deux bras. Les battements du cœur sont exagérés, mais cet organe ne présente pas de lésion appréciable.

A la base des deux poumons, foyers de râles crépitants fins.

Le 26 juin. — Les convulsions se manifestent de nouveau, limitées aux membres supérieurs, accompagnées de roideur de la nuque et de strabisme divergent.

Une nouvelle poussée d'érythème scarlatinoïde se manifeste aux mêmes endroits, sous la même forme.

Persistance de l'albumine et des symptômes pulmonaires.

L'enfant meurt dans la nuit.

Nécropsie. — Les méninges sont congestionnées. Pas de présence de tubercule dans les méninges ni dans le cerveau. Pas de thrombose intracrânienne.

Broncho-pneumonie double occupant la presque totalité des deux poumons.

Pas de ganglions tuberculeux.

Pas de lésion rénale.

L'examen bactériologique de la fausse membrane pratiqué plusieurs fois a dénoté toujours la preuve de streptocoque, on n'a jamais constaté de bacilles de Klebs.

Le sang cultivé sur sérum n'a donné aucun résultat.

Observation VI

Doget, Louis, âgé de 18 mois. Resté au pavillon des douteux, suspect de diphtérie jusqu'au 9 mai depuis le 30 avril.

Le 9 mai. — On constate sur les deux amygdales, le voile du palais et la luette, la présence de fausses membranes.

Le 10 mai. — La diphtérie a envahi toute la gorge, on note la présence de ganglions assez volumineux.

Du côté droit, à la base du poumon, symptômes de broncho-pneumonie.

Le même jour apparaît une éruption formée de macules rouges à centre légèrement décoloré avec des bords rouge vif. Quelques-unes de ces macules sont isolées, d'autres sont réunies, formant des dessins irréguliers.

Cette éruption est prédominante aux coudes, aux genoux et aux fesses.

Le 11 mai. — L'éruption s'est généralisée; où elle prend une apparence scarlatiniforme, on voit de grands placards rouges cerise à contours irréguliers, séparés par des intervalles de peau saine.

A la face et au cou, les macules sont restées séparées, l'éruption est plus discrète, excepté au niveau d'une cicatrice chiloïdienne où elle a l'aspect décrit aux membres inférieurs.

Le 11 et le 12. — Les symptômes de broncho-pneumonie augmentent avec ascension de la température.

La lèvre inférieure est le siège d'ulcérations aphteuses.

L'enfant succombe le 12 aux progrès de sa lésion pulmonaire.

Nécropsie. — Broncho-pneumonie dans le poumon droit.

Noyau à la base. Noyau au sommet.

Pas de diphtérie dans les voies respiratoires.

Pas de lésions apparentes dans les autres organes.

Les urines examinées pendant la vie de l'enfant, à plusieurs reprises, n'ont présenté aucune altération.

Bactériologie. — L'examen des fausses membranes fait sur lamelles

et l'examen des cultures sur lésion, a fait constater du bacille de Löffler associé au streptocoque. Ce dernier dominant de beaucoup.

Le sang cultivé sur sérum n'a donné aucun résultat.

OBSERVATION VII

Lazingat Albertine, âgée d'un mois. Cet enfant athrepsique, suspect
de syphilis, est passé de la nourricerie au pavillon de diphtérie.

Il présente sur la lèvre inférieure deux petites ulcérations recouvertes d'un exsudat grisâtre et sur l'amygdale gauche une fausse membrane.

Le 3 juillet. — Les deux amygdales sont recouvertes de fausses
membranes.

La température monte à 40'.

Ganglions dans la région cervicale du côté droit.

Rien à l'auscultation.

Au niveau du cou et de la partie du thorax, éruption scarlatinoïde.

L'enfant meurt le soir même.

A la nécropsie, on ne constate ni broncho-pneumonie, ni lésion importante d'aucun organe. L'enfant succombe à l'infection diphtérique
qui était venu se greffer sur l'athrepsie préexistante.

Dans les fausses membranes prises le matin, on constate la présence
du bacille de Löffler associé au streptocoque.

OBSERVATION VIII

Polac René, âgé de 5 ans. Passé de la section des coqueluches au
pavillon de la diphtérie le 18 juin.

Le 18 juin. — Un exsudat blanc grisâtre commence à apparaître sur
la lèvre inférieure.

Le 19 juin. — Les fausses membranes se sont étendues avec une
très grande rapidité et ont envahi toute l'arrière-gorge.

Les ganglions cervicaux sont pris.

Le 20 juin. — Le voile du palais et la luette sont envahis. La température atteint 40°,5. L'état général de l'enfant est très grave.

Le teint plombé, terreux, l'abattement profond, la respiration pénible, les ganglions du cou volumineux.

L'auscultation du poumon ne révèle rien d'anormal.

Les battements du cœur sont très violents, accompagnés d'ondulations de la paroi, sans que l'on constate aucun souffle d'endocardite.

Au niveau du menton, des joues, aux poignets, aux genoux, on constate la présence d'une éruption discrète formée de petites taches roses, lenticulaires, confluentes par places, ressemblant à de véritables taches purpuriques.

L'éruption pâlit dans la journée, l'enfant succombe le même jour.

Les urines examinées le 19 et le 20 n'ont jamais révélé la présence de l'albumine.

Nécropsie. — On ne constate aucune altération grave d'aucun organe.

Pas de broncho-pneumonie.

Pas de diphtérie des voies respiratoires.

Le pilier gauche du ventricule gauche présente, à la coupe, macroscopiquement quelques tractus grisâtres. Cette partie, soumise à l'action de l'alcool puis examinée microscopiquement, ne donna aucune altération dans les fibres musculaires du rein à ce niveau.

Bactériologie. — La fausse membrane présentant l'association du bacille de Löffler en petite quantité avec un très grand nombre de streptocoques.

Le sang cultivé sur sérum n'a donné aucun résultat.

OBSERVATION IX

Leroux Valérie, âgée de 21 ans, nourrice à la nourricerie.

Antécédents. — Comme antécédents personnels on relève la syphilis, contractée en novembre 90 et pour laquelle elle a été soignée à Lourcine, qui a évolué régulièrement sans accident spécial.

Aucune autre maladie.

Le 27 juillet. — La malade se plaint d'une douleur assez vive à la gorge, qui est rouge vif, sans trace d'exsudat, accompagnée de céphal-algie et d'anorexie. Elle est transportée au pavillon des douteux.

Le 29 juillet. — En examinant la malade on constate, au niveau des fesses, de la partie postérieure des cuisses, des coudes, une éruption ressemblant à la rougeole par places où existaient des macules pâles en croissants, séparées par des intervalles de peau saine dans d'autres, revêtant par confluence des macules, de larges placards scarlatiniformes rouge vif, à contours très irréguliers.

Le polymorphisme de l'éruption, la distribution peu en rapport avec celle d'une rougeole au début fit penser à un érythème, et en examinant la gorge qui la veille était encore simplement rouge, on vit sur les deux amygdales et la luette des fausses membranes avec ganglions du côté correspondant peu volumineux.

Le 31 juillet. — La diphtérie a envahi toute l'arrière-gorge, mais les ganglions sont peu volumineux et la température ne dépasse pas 38°. L'éruption a considérablement pâli et disparu même entièrement au niveau des cuisses et des fesses.

Pas d'albumine dans les urines.

Le 1er août. — Même état de la gorge. L'éruption a disparu.

Depuis ce jour jusqu'au 7 août, rien de spécial à noter. L'état général de la malade se maintient excellent. Les fausses membranes ont presque complètement disparu, à part quelques points blancs sur l'amygdale droite.

Le 7 août. — Nouvelle éruption analogue à la première, limitée aux mêmes endroits, accompagnée d'une légère ascension thermique et de traces d'albumine dans les urines.

La malade se lève ce jour-là et se plaint de violents battements de cœur accompagnés de dyspnée assez vive.

Le 8 août. — L'éruption a de nouveau disparu.

Les battements du cœur sont tumultueux, accompagnés d'une légère ondulation de la paroi. Pas de bruit de souffle. On note un bruit de galop à la pointe. Le pouls est fréquent.

Le même jour en se couchant la malade a une syncope suivie de crises de suffocation intense.

Le 9 août. — La malade passe du pavillon de la diphtérie au service de médecine, où elle reste environ 1 mois 1/2. Pendant ce temps elle a été sujette plusieurs fois aux mêmes accidents. Syncopes et crises de suffocation assez fréquentes.

Les battements du cœur gardaient toujours les mêmes caractères. Ils étaient nombreux, précipités, l'auscultation révélait une sorte d'armythzie complète, une série de contractions rapides suivies de contractions régulières. Le pouls était fréquent avec intermittences. Ces symptômes, rapprochés d'une paralysie du voile du palais qui avait débuté en même temps qu'eux, et d'une anémie profonde, de la présence de l'albumine dans les urines, qui a varié depuis le début des accidents cardiaques entre 2 et 3 gr. par litre, étaient une preuve de l'infection profonde par le poison diphtérique.

Cette myocardite diphtéritique, qui fit craindre plusieurs fois une terminaison fatale, finit par rétrocéder, ainsi que la paralysie du voile du palais. L'albumine disparut et la malade sortit guérie.

Cette observation est remarquable, à plusieurs points de vue, par l'éruption du début qui a apparu avec les premières formations de l'exsudat et dont les caractères et la marche n'ont pu faire penser qu'à un érythème, par ce fait que cette angine relativement bénigne, accompagnée d'érythème infectieux à son origine, a été suivie de complications redoutables, ayant mis à plusieurs reprises les jours de la malade en danger.

Bactériologie. — Les fausses membranes examinées plusieurs fois sur lamelles et colorées au Löffler ont révélé la présence de bacilles spécifiques associés au streptocoque en grand nombre. Les fausses membranes ensemencées sur sérum ont donné plusieurs colonies grisâtres à centre épais, où on reconnaissait ensuite au microscope les bacilles de Löffler, d'autres colonies blanc nacré plus volumineuses, qui avaient liquéfié le sérum et où il n'y avait que du streptocoque.

Les résultats ont toujours été les mêmes après plusieurs tentatives.

Le sang cultivé sur sérum n'a jamais donné de résultat.

OBSERVATION X

(Empruntée à la thèse de notre ami le Dr MOREL)

René Edouard B., 4 ans, entré le 15 mars. Présente une plaque blanche sur l'amygdale droite, jetage peu abondant, pas de troubles laryngés. Les ganglions sous-maxillaires sont durs et volumineux.

Le 16. — Les fausses membranes se sont étendues sur l'amygdale et la luette qu'elles bordent des deux côtés. L'exsudat extrêmement adhérent ne se laisse pas détacher. Le lendemain, il s'est étendu sur le voile du palais, sur la luette. La température varie entre 40° et 39° 4.

Le 19. — Même état des amygdales et de la luette. Plaques blanches sur les lèvres et la langue déprimées, ne faisant pas saillie comme dans les exsudats diphtéritiques. Les mains sont le siège d'un érythème qui a apparu pendant la nuit. La face palmaire présente une couleur rouge écarlate. T. m. 39°.4, s. 39°.6.

Le 20. — Même état des lèvres, de la langue, du pharynx. L'érythème s'est étendu à la face dorsale des mains qui, de même que la face palmaire, présente la coloration rouge écarlate. Cet érythème s'étend, en s'atténuant peu à peu, jusque vers la moitié des avant-bras.

Les deux pieds sont le siège d'un érythème analogue à celui des mains.

Au niveau du triangle de Scarpa et sur la partie inférieure de l'abdomen, éruption présentant assez bien les caractères de la rougeole. Mais on ne trouve aucun autre signe de cette fièvre éruptive. Pas de conjonctivite. Pas de râles dans la poitrine. Pas de macules à la face ni au cou.

Les ganglions sont stationnaires ainsi que la température.

Le 21. — L'éruption persiste, mais présente une teinte noirâtre. La respiration est difficile, l'enfant paraît asphyxier. Pas de tirage. La voix a son timbre normal. L'enfant succombe à 10 heures du soir.

Bactériologie. — Pendant la durée de la maladie, nous avons à plusieurs reprises ensemencé des tubes de sérum avec des parcelles détachées difficilement, soit de l'exsudat pharyngien, soit de celui des lèvres. Jamais nous n'avons obtenu de colonies de bacilles de Klebs. M. Roux a bien voulu examiner notre petit malade et n'a pu reconnaître de bacilles spécifiques.

Sur des coupes du voile du palais et de la luette, pas de fausses membranes, la muqueuse paraît infiltrée de pus. Sur des coupes colorées au Löffler, pas de bacilles de Klebs, mais dans les couches superficielles une quantité considérable de streptococces.

OBSERVATION XI

Meicroff Juliette, 2 ans 1/2. Cette enfant arrive le 24 juillet, de Thiais, avec une éruption de scarlatine, qui évolue régulièrement jusqu'au 1er août.

Le 1er août. — Elévation de la courbe thermique à 39°.5.

Le 2 août. — Les amygdales sont recouvertes d'un enduit blanc épais, se détachant facilement.

Le 6 août. — L'exsudat, qui était resté stationnaire, a envahi la luette, le voile du palais et forme sur les amygdales une couche épaisse, grisâtre, un peu plus adhérente que les jours précédents.

Ganglions cervicaux correspondants peu volumineux.

Le 7 août. — L'état de la gorge reste identique jusqu'au 9 août. Ce jour-là l'état général du petit malade s'est aggravé. Le faciès a une teinte terreuse, la respiration est pénible.

On ne trouve rien d'anormal à l'auscultation du poumon et du cœur.

Il y a de plus un gonflement énorme des deux paupières; si on écarte les paupières, la conjonctive est rouge et baignée de pus.

Pas de coryza.

Le 11. — L'exsudat s'est étendu sur la paroi antérieure du pharynx, il est grisâtre, se détache difficilement.

On constate une éruption formée d'éléments disparates.

Elle prédomine aux fesses, aux cuisses, à la partie postérieure des jambes, aux coudes, à la partie supérieure du bras, la face est totalement envahie.

Aux bras ce sont des macules en croissants, à périphérie pâle, à centre rouge plus saillant rappellant l'exanthème rubéolique. Ces macules sont peu confluentes et séparées par de larges intervalles de peau saine.

Aux fesses, à la partie postérieure des cuisses, de larges placards scarlatiniformes rouges écarlates, à contours géographiques.

La face présente une teinte vineuse généralisée. Aux malléoles et aux poignets on note de petites taches lenticulaires purpuriques discrètes, n'arrivant à la confluence qu'au niveau de la face dorsale du poignet, sur un espace très restreint.

Le 12. — L'érythème persiste avec ses caractères aux membres supérieurs et à la face. Il a presque disparu aux membres inférieurs.

Le 13. — L'érythème a totalement disparu. L'exsudat se détache très difficilement, des ulcérations se sont produites aux lèvres, aux commissures, et la fausse membrane s'est étendue sur les joues.

Le 14. — L'état général de l'enfant a empiré avec l'extension de l'infection. La respiration est extrêmement pénible. Rien à l'auscultation des poumons.

Il se fait au niveau des bras et des cuisses une nouvelle poussée d'érythème, mais beaucoup moins étendue. L'enfant succombe le soir.

La température, pendant la durée de la maladie, a toujours oscillé entre 38° et 39°, atteignant son fastigium au moment de la poussée érythémateuse.

Les urines examinées régulièrement ont fait constater toujours une quantité d'albumine minime variant entre 0,50 centig. et 1 gr.

Nécropsie. — Dans les poumons, on constate quelques gros tubercules isolés, avec leurs correspondants ganglionnaires.

Pas d'hépatisation.

La rate est volumineuse.

Le foie paraît sain, ainsi que le cœur.

Rien dans les autres organes.

Bactériologie. — Dans les fausses membranes examinées à plusieurs reprises, on n'a jamais constaté les amas caractéristiques des bacilles de Klebs-Löffler, mais d'une façon permanente le streptocoque. Des tubes d'agar et de sérum ensemencés ont donné des cultures de streptocoque.

Le sang ensemencé n'a donné aucun résultat.

OBSERVATION XII

Landré, Yvonne, âgée de 18 mois. — Cette enfant séjourne quelque temps au service de médecine, où elle était considérée comme suspecte de tuberculose.

Du 20 octobre au 28 octobre, date de son passage au pavillon de dipthérie, elle présenta les signes suivants :

Submatité au sommet gauche. Râles fins pendant les fortes inspirations et les quintes de toux.

Adénites multiples inguinales, cervicales, axillaires. Dans l'aisselle on sent de petits ganglions durs, roulant sous le doigt.

Ces signes associés à une élévation de température, atteignant le soir souvent 39° et 39° 4, avaient fait porter le diagnostic probable de bacillose.

Le 28. — Les amygdales, la luette et le pharynx sont recouverts de fausses membranes épaisses, grisâtres, adhérentes, avec ganglions correspondants peu volumineux.

L'état général est grave. Le faciès a une teinte qui révèle une infection profonde. La respiration est pénible. Pas de signes de broncho-pneumonie.

La température est de 40° le matin, 39° 8 le soir.

Le 29. — L'état de la gorge est identique. On voit commencer au niveau des poignets, des coudes et de la partie supérieure des bras, une éruption rosée qui le soir du même jour a pris une teinte écarlate scarlatiniforme.

Le 30. — L'éruption persiste et s'étend au cou et un peu à la partie supérieure du thorax. Au niveau de l'éruption, l'ongle promené sur la peau laisse une raie blanche.

Le 31. — L'érythème a pâli aux membres supérieurs et il n'en reste plus trace qu'à la partie supérieure du thorax.

Le 1er novembre. — L'érythème, qui avait à peu près disparu, reparaît aux mêmes endroits avec le même caractère. L'exsudat diphtéritique a envahi toute l'arrière-gorge, les lèvres et la commissure. La température monte à 40° 5. L'enfant succombe avec une dyspnée très vive, mais sans tirage.

Nécropsie. — On ne note aucune lésion apparente dans aucun organe, sauf au poumon quelques tubercules caséeux au sommet des deux poumons.

L'enfant n'a jamais présenté d'albumine pendant la vie.

Bactériologie. — Sur lamelles et sur cultures, présence des bacilles de Löffler, associés au streptococce. Pas de colonies sur les cultures du sang ensemencé sur sérum.

OBSERVATION XIII

André Léon, âgé de 6 ans. — Cet enfant vient du service de chirurgie où il était soigné pour un abcès froid dans la région cervicale.

Le 5 décembre. — Les amygdales sont recouvertes de fausses membranes grisâtres, adhérentes. La luette est encapuchonnée. Il existe un exsudat, à l'orifice des fosses nasales, qui se prolonge sur la muqueuse, et un jetage assez abondant.

La respiration est difficile. Pas de trace de broncho-pneumonie.

La température de 39° 4.

Au niveau des coudes, de la partie supérieure des bras, aux genoux à la partie supérieure du tronc, aux poignets et aux malléoles, on voit commencer en même temps une éruption de couleur rosée.

Le 6 décembre. — L'état de la gorge reste le même. La température reste au-dessus de 39°. L'érythème est devenu nettement scarlatiniforme. Il reste limité aux régions indiquées, mais il a une teinte écarlate, on voit de larges placards à bords taillés à pic, un peu décolorés à centre plus vif comme coloration, à contours irréguliers.

Les placards sont séparés par de larges intervalles de peau saine.

Le 6 décembre — L'érythème a envahi presque complètement les membres inférieurs et les fesses où il est devenu tout à fait confluent, où il présente une teinte rouge conforme.

Il est discret sur la partie supérieure du thorax, absent à la partie inférieure. La face est totalement respectée.

Le soir du même jour, l'éruption a pâli aux membres inférieurs, elle a envahi tout le thorax et le cou et les avant-bras. Elle présente une teinte rose plutôt que rouge. La peau de la poitrine et de l'abdomen a un aspect chagriné. L'ongle promené sur la peau laisse une trace.

Sur la partie supérieure des bras, où l'érythème a commencé, mais pâli rapidement et sur la partie antérieure des cuisses on voit surajouter des éléments urticariens à bords absaptites élevés au-dessus de la peau et qui occasionnent une vive démangeaison. La figure est indemne.

Le 7 décembre. — L'érythème a considérablement pâli, il ne reste plus qu'un piqueté miliaire avec teinte rose de la peau aux genoux, aux coudes et aux poignets.

L'état de la gorge persiste, mais l'état général de la petite malade n'a pas empiré. Rien à l'auscultation du poumon et du cou. La température qui pendant la durée de l'érythème avait oscillé entre 38° et 40°, est tombée à 38°.

Le 8 décembre. — L'éruption a totalement disparu.

A partir de cette époque, l'état de la gorge s'améliore très rapidement.

Pas de desquamation, si ce n'est aux cuisses et aux avant-bras, où on peut constater de légères exfoliations qui disparaissent très rapidement.

L'enfant reste jusqu'au 2 décembre. Il sort guéri.

L'urine examinée pendant la vie a révélé pendant l'érythème un léger nuage d'albumine. Après la disparition de celui-ci on n'a plus trouvé de traces.

Bactériologie. — Sur cultures sur sérum et gélose, on n'a toujours constaté que du streptococce seulement sans association avec le bacille de Löfler.

Le sang cultivé n'a donné aucun résultat.

OBSERVATION XIV

Bruneau Joseph, âgé de 3 ans.

Le 1er novembre. — Cet enfant entre dans le service de médecine avec les symptôme de diarrhée cholériforme.

Une diarrhée blanche très abondante.

Vomissements très fréquents, jaunâtres.

Les extrémités sont froides, cyanosées. Le ventre est excavé en bateau, la peau de l'abdomen a perdu son élasticité et garde l'empreinte des doigts.

Les yeux sont excavés. La respiration pénible, sans dyspnée, à proprement parler. Le pouls est filiforme. Rien à l'auscultation des poumons ni du cœur. Temp. 36° 8.

On institue comme traitement :

Calomel à doses fractionnées. Les bains sinapisés, avec enveloppement ouaté consécutif. Lavages de l'estomac et injections de caféine, 3 par jour (solution 1/500).

Au bout de 2 jours de ce traitement, la diarrhée diminue d'abondance et prend une couleur jaunâtre. Les vomissements cessent.

Le 3 novembre. — On trouve sur les cuisses, les parties latérales de l'abdomen, les fesses, les avant-bras une éruption scarlatiniforme sur la description de laquelle nous ne reviendrons pas. Analogue à celle décrite dans l'observation précédente, ayant à peu près la même localisation mais plus discrète.

On note quelques points blancs demeurés dans la gorge.

Le 4 novembre. — L'érythème persiste avec le même aspect. On ne trouve plus rien dans la gorge. La diarrhée persiste, mais le nombre des selles s'est réduit à 3 ou 4 par jour. Le petit malade est encore prostré, mais l'état général s'est considérablement relevé.

Le 5 novembre. — L'éruption disparaît, sans laisser après elle de desquamation.

Le 8 novembre. — La diarrhée a disparu. Le malade entre en convalescence.

Dans les urines examinées à plusieurs reprises on a trouvé une quantité d'albumine assez forte, variant entre 2 et 3 grammes.

L'urine atteignait 16 gr. par litre. Au moment de la disparition de l'érythème il y a eu une diurèse abondante qui a duré 2 jours, une véritable crise urinaire.

Bactériologie. — Le mucus buccal pris sur lamelle au moment de la poussée érythémateuse et ensemencé sur agar, a fait constater la présence du streptocoque. L'ensemencement sur gélose a donné les mêmes résultats.

BIBLIOGRAPHIE

Bibliographie

Borsieri. — De angina gangrenosa. *Institutiones medicinæ practicæ*. Milan, 1789.

Germain Sée. — *Société médicale des hôpitaux* (T. IV, p. 109).

Rilliet-Barthez. — *Traité des maladies des enfants.*

Bouchut. — *Maladies des nouveau-nés et de la seconde enfance.*

Sanne. — *Traité de la diphtérie.*

Œrtel. — *Ziemsen's Handbuch.* Zweite Auflage. II Band I Heft.

Sungnickel. — *Dissertation uber die Enstehung der Metastasen bei Diphtérie.*

Birsch Hirschfeld. — *Lehrbuch. Anatomie-path.* S. 178. 1878.

Mackensie. — *Halskrankheiten.* Deutsche Aufgabe für Semon. 1880. S. 100.

Fraenkel. -- *Monatsschrift für prakt. Dermatologie.* 1883.

Robinson. — *Journal of cutaneous and venereal diseases,* Vol. I, 1883.

Unna. — *Monatsschrift für prakt. Dermatologie.* 1877. Sur un exanthème papulo-pustuleux dans la diphtérie.

Bouchut. — Hémorrhagies dans la diphtérie. *Gazette des hôpitaux.* 1873.

Érythèmes typhiques

Forget. — Diagnostic de la fièvre typhoïde. *Union médicale,* 1852.

Mazeron. — *Taches et éruptions typhiques.* Thèse de Paris, 1863.

Elschorts. — *Deutsche Zeitschrift für prakt. Medicin.* Avril 1875.

Normand. — *Éruptions cutanées dans la fièvre typhoïde.* Thèse Paris, 1875.

Murchison. — *Fièvre typhoïde.* Trad. Lutaud, 1878.

Griesinger. — *Maladies infectieuses.* Trad. Lemaître, 1877.

Bez. — *Contemporanéité, fièvres éruptive et typhode.* Thèse Paris, 1877.

Raymond Nélaton. — Une variété d'éruptions typhiques. *Progrès méd.,* 1878.

Gabiran. — *Exanthèmes typhodes.* 1879.

Reynaud. — *Érythème polymorphe dans la fièvre typhoïde.* Thèse Paris, 1881.

Keromnès. — *Éruptions typhiques.* Thèse de Paris, 1881.

Morin. -- *Exanthème dans l'embarras gastrique.* Thèse Paris, 1886.

Lemaigre. -- *Exanthème dans la fièvre typhoïde.* Thèse Paris, 1883.

Lovy. — *Exanthème ruléolique typhique.* Thèse Paris, 1890.
Hutinel et Martin de Gimard. — Érythème infectieux dans la fièvre typhoïde. *Médecine moderne*, 1890. Pages 88, 101, 124.

Choléra

Duplay. — Roséole consécutive au choléra. *Gaz. méd.*, 1832.
Duflocq. — *Relation de l'épidémie de choléra.* Thèse Paris, 1886.
Tassal. — *Relation de l'épidémie de choléra.* Thèse Paris, 1880.
Queyrat et Broca. — Note sur l'érythème du choléra. *Rev. médecine*, 1887.

Érythèmes septicémiques

Gubler. — *Bull. Soc. Anatomique.* 1858, page 91.
Civiale. — *Org. gén. urinaires.* T. III, p. 596.
Broadbent. — *Med. Times and Gazette*, 1863.
Bristowe. — *The Lancet.* 1872.
Duplay. — *Arch. gén.* 1874.
Picaud. — Thèse, 1875.
Tremblez. — Thèse, 1870.
Verneuil. — *Gazette hebdom.*, 1868. *Mémoires de Chirurgie*, 1880. T IV.
Reynes. — Thèse Montpellier, 1873.

Éruptions puerpérales

Malfatti. — *Hufeland's journal.* T. XII, 1799.
Senn. — *Essai sur la scarlatine puerpérale.* Thèse Paris, 1825.
Dance. — *Arch. médecine.* T. XXIII.
Brown. — *British med. journal.* 1862.
Denham. — *Dublin. Luart. journal*, 1862.
Guéniot. — Thèse Paris, 1862.
Helin. — *Die puerp. krank.*, 1840.
Lorain. — *Étude de médecine clinique.*
Peter. — *Soc. clin.*, 1877.
Verneuil. — *Mémoire Chirurgie.*
Quinquaud. — *Essai sur le Puerpérisme infectieux.* Thèse Paris, 1872.
D'Espine. — *Arch. méd.*, 1872.
Aulus. — *Éruptions septiques.* Thèse, 1878.
Ballet. — *Arch. méd.*, 1882.
Lesage. — Thèse, 1877.
F. Raymond. — Thèse agrég., 1882.
Legendre. — Thèse Paris, 1881.
Olshausen. — *Arch. für Gynek.* Band IX, page 160. Berlin.
J.-L. Championnière. — *Journ. méd. chir. pratiques.* 1879, p. 208.
Geneix. — Thèse de Paris, 1883.

Érythèmes blennorrhagiques

Pidoux. — *Soc. méd. hôp.*, 1860.

C. Ballet. — *Arch. gén. méd.*, 1882.
Derignac. — Thèse, 1882.
Balzet. — *Gaz. méd.*, 1881.
De Molènes. — *Soc. clin.*, 1881.
Andret. — Thèse, 1881.
Mesnet. — Thèse, 1881.

Érythèmes du vaccin

Dauchez. — *Eruptions vaccinales généralisées. Dermatoses suscitées ou rappelées par la vaccination.* Thèse Paris, 1883.
Behrend. — *Lehrbuch der Hautkrank.* Berlin, 1883, p. 308.
Steier. — *Mal. des enfants.* Page 630.
Morbow. — *Journal of cutaneous and venereal diseases.* 1883.

Ictère grave

Bouchard. — *Auto-intoxications.* 1887, page 252.

Varicelle

Gaillard. — *Soc. méd. hôp.* 1891.

Piémie

Quinquaud. — *Tribune méd.* 1880.
Duval. — *Eruptions rénales.* Thèse de Paris, 1880.
Collin. — *Manif. cut. dans le mal de Bright.* Thèse de Paris. 1870.
Merklen. — *Anurie.* Thèse 1887.
Persy. — *Man. cut. de l'urémie.* 1887.

Rhumatisme

Bazin. — *Affections de nature arthritique ou dartreuse.* page 135.
Besnier. — *Etude sur les dermopathies rhumatismales. Ann. Dermatologie,* 1870-1877.
Besnier. — *Pathogénie des érythèmes. Ann. Dermatologie.* Janvier 1800.

Système nerveux

Vulpian. — *Vaso-moteur.* Tome II, p. 407.
Weir Mitchell. —
Arnozan. — *Lésions trophiques consécutives aux lésions du système nerveux.* Thèse agrég. 1880.
Vulpian. — *Maladies de la moelle.*
Martin. — *Troubles vaso-moteurs dans l'hystérie.* Thèse Paris, 1870.
Athanasslo. — *Troubles vaso-moteurs* — Thèse 1889.

Anatomie pathologique

Leloir. — Recherches sur l'anatomie path. des érythèmes. *Soc. anat.* Avril 1886.

Lewin. — *Berl. klin. Wochenscrift. Annalen charite.* Tome III, 81.
Renaut. — *Cours d'Anat. gén.* Lyon, 1878.

Bactériologie

Roux et Yersin. — *Mémoire sur la diphtérie.*
Morel. — Thèse 1890.
Baginsky. — *Arch. für Kinderheitkunde.* 1890.

Pathogénie

De Molesne. — *Erythème polymorphe.* Thèse 1881.
Jacquet. — *Gazette des hôpitaux.* Thèse 1887.
Lewin. — *Charite Annalen.* Tome III, Berlin 1878.
Bouchard. — *Auto-intoxications.*
Rosenberg. — *Soc. méd. de Berlin,* 1870.
Hutchinson. — *Clin. Lect of certain Skindiseases* 1878.
Behrend. — *Lehrbuch der Hautkkrankeiten.*
Widal. — *Infection puerpérale.* Thèse 89.
Dupré. -- *Infections biliaires.* Thèse 00.
Hanot. — *Miliaire bactéridienne.* Rév. méd. 1881-1883.
Sungnickel. — Déjà cité.
Fraenkel. — Déjà cité.
Neuhaus. — Bacille Gaffky dans le sang pris au niveau des taches rosées. *Berl. klin. Wochen.* 1888. *Rev. méd.* 1887.
Bouchard. — *Académie des sciences.* 26 octobre 91.
Babès. — *Congrès international de Londres.* Hygiène 90.

Traités classiques de pathologie enfance

Kaposi-Besnier.
Hardy. —
Dühring. —
Brocq. —

TABLE DES MATIÈRES

Le Mans. — Typ. Edmond Monnoyer.

Le Mans. — Typ. Ed. Monnoyer, place des...